suhrkamp taschenbuch 4800

W0067484

Seit mehr als 25 Jahren ist er für sie da. Pietro Bartolo ist der Erste, der den Migranten auf europäischem Boden begegnet. Er versorgt sie, kümmert sich um sie, stärkt sie. Aber das Wichtigste: Er hört ihnen zu. Es sind Leidensgeschichten und Geschichten der Hoffnung, Erzählungen von Verlust und unendlichem Schmerz. Bartolo bekommt aber auch die unermessliche Erleichterung derer zu spüren, die es auf die italienische Insel geschafft haben und nun zögernd-hoffnungsvoll in die Zukunft blicken. In seinem Memoir verwebt Bartolo all diese Geschichten mit seiner eigenen: Aufgewachsen als Sohn einer armen Fischerfamilie, musste auch er einen langen und harten Weg beschreiten. Heute kämpft er voller Wut und Fassungslosigkeit, aber auch mit Nächstenliebe und Solidarität dafür, dass es den Geflüchteten nach ihrer Ankunft besser geht. Ein großes Beispiel an Mut und Zivilcourage. Und ein Beispiel dafür, wie verflucht selbstverständlich Menschlichkeit sein kann.

Pietro Bartolo ist auf Lampedusa geboren. Seit 1991 leitet er die Poliklinik der Insel. Für seine Bemühungen im Rahmen der Migration ist er u. a. mit dem deutsch-französischen Menschenrechtspreis ausgezeichnet worden. Er ist eine der Hauptfiguren in dem Oscar-nominierten Dokumentarfilm *Seefeuer* von Gianfranco Rosi.

Lidia Tilotta ist Journalistin und arbeitet für den italienischen TV-Sender Rai. Sie hat zahlreiche Beiträge über die Lage der Geflüchteten in Lampedusa produziert. Zudem arbeitet sie für die Sendung »Mediterraneo«, für die sie aus verschiedenen Ländern berichtet. Tilotta lebt in Palermo.

Barbara Kleiner studierte Komparatistik und übersetzt aus dem Italienischen und Französischen. Sie übertrug u. a. Italo Calvino, Umberto Eco und Primo Levi ins Deutsche und erhielt mehrere Auszeichnungen, darunter 2011 den Deutsch-Italienischen Übersetzerpreis.

Pietro Bartolo · Lidia Tilotta

AN DAS LEID GEWÖHNT MAN SICH NIE

Salztränen.
Mein Leben als Arzt auf Lampedusa

In Zusammenarbeit mit
Giacomo Bartolo

Aus dem Italienischen von
Barbara Kleiner

Suhrkamp

Die Originalausgabe erschien 2016 unter dem Titel
Lacrime di sale. La mia storia quotidiana di medico di Lampedusa
fra dolore e speranza
bei Mondadori Libri S. p. A., Milano.

Erste Auflage 2017
suhrkamp taschenbuch 4800
Deutsche Erstausgabe
© Suhrkamp Verlag Berlin 2017
© 2016 Mondadori Libri S. p. A., Milano.
Suhrkamp Taschenbuch Verlag
Umschlagabbildung: © Francesco Zizola / NOOR Images
Umschlaggestaltung: zero-media.net, München
Druck und Bindung: CPI – Ebner & Spiegel, Ulm
Printed in Germany
ISBN 978-3-518-46800-5

AN DAS LEID
GEWÖHNT MAN SICH NIE

Inhalt

Unseren Vätern
Giacomo und Gaspare.
Unseren Müttern
Grazia und Nuccia.
Den Müttern und Vätern, den Söhnen
und Töchtern, die nur
einen Platz suchen, wo sie
leben und wachsen können.

Das Wasser ist eiskalt. Die Kälte dringt bis auf die Knochen. Ich bekomme das Wasser nicht aus dem Beiboot. Ich haste von einer Stelle zur anderen, aber alle Versuche sind vergeblich. Ich setze meine ganze Kraft und Geschicklichkeit ein, das Boot jedoch bleibt voll. Und ich stürze.

Plötzlich. Ohne es zu merken. Ich habe Angst. Es ist mitten in der Nacht, und es ist kalt. Im Übermut meiner sechzehn Jahre habe ich die Gefahr nicht bedacht. Ich durfte nicht ins Wasser fallen. Ich habe das Gefühl, ich sterbe.

Auf dem Boot schlafen sie, und der am Steuerrad scheint gar nicht bemerkt zu haben, dass im Beiboot niemand mehr ist. Ich habe Angst. Wir sind vierzig Meilen von Lampedusa entfernt, wenn ich mich nicht gleich bemerkbar machen kann, lassen sie mich hier, und das ist das Ende. Sie werden erst merken, dass sie mich verloren haben, wenn sie im Hafen ankommen. Ich will so nicht sterben. Nicht mit sechzehn Jahren.

Panik überkommt mich, und ich fange an, aus Leibeskräften zu schreien, versuche, mich über Wasser zu halten und mich nicht von diesem Meer verschlingen zu lassen, das uns zu überleben erlaubt, aber sich auch in ein grausames, erbarmungsloses Ungeheuer verwandeln und uns für immer vernichten kann. »Papa«, rufe ich in wachsender Angst. »Papa«, schreie ich noch einmal. Der am Steuer hört mich nicht. Das Ende rückt näher, denke ich, aber ich schreie weiter. Dann geschieht etwas. Er sieht sich um und bemerkt mich, bemerkt meine ausgestreckten Arme, meine vom Weinen erstickte Stimme, und er wendet, um mich zu holen.

Er ruft und weckt die anderen. Zunehmende Aufregung an Bord der *Kennedy*. Es herrscht starker Seegang, und es ist nicht leicht, mich aus dem Wasser zu ziehen, doch schließlich gelingt es. Ich bin gerettet. Mir ist kalt, mir ist übel, ich erbreche Salzwasser. Ich weine wie ein verzweifeltes Kind. Mein Vater schließt mich fest in die Arme, wärmt mich, so gut er kann. Wir kehren mit einem leeren Boot nach Hause zurück, aus dem Fischfang wurde nichts, aber ein Leben wurde gerettet. Meines.

In unserer bescheidenen Fischerhütte bin ich tagelang stumm. Ich, der ich nie still war, der ich nie ruhig sitzen konnte, bin jetzt regungslos. Und aus meinem Mund kommt kein einziger Laut. Zum ersten Mal in meinem Leben habe ich verstanden, was es heißt, dem Tod ins Gesicht zu schauen. Nicht wissen konnte ich hingegen, dass diese Nacht sich nicht nur für immer meinem Bewusstsein einprägen würde, sondern dass mein ganzes Leben von einem Meer bestimmt sein würde, das Leichen und Leben ausspuckt, und dass es ausgerechnet an mir sein würde, diese Leben zu retten und diese leblosen Körper als Letzter zu berühren. Dass ich jedes Mal, wenn ich auf der Mole einen Mann untersuche, eine Frau oder ein bis auf die Knochen durchnässtes, verängstigtes Kind, an diese Momente zurückdenken würde.

Ab und zu wird der Albtraum jener Nacht wieder lebendig, doch seit über fünfundzwanzig Jahren treten zu diesem Albtraum, dieser fürchterlichen Erinnerung andere hinzu, noch verheerendere, und es werden, so fürchte ich, noch weitere hinzutreten.

Eine warme Mahlzeit zuzubereiten, bevor man die lange Überfahrt antrat. Das hatten Amina und die anderen Frauen versucht, indem sie die Gasflasche durch ein Wasserrohr mit einem improvisierten Kocher verbanden. Die Flammen hatten sofort um sich gegriffen. Verbrennungen auf neunzig Prozent der Haut. Eine entsetzliche Szene. Doch die libyschen Bootsführer kannten kein Erbarmen. Mit Gewalt verfrachteten sie sie auf ein Schlauchboot, und unter diesen Bedingungen, mit stechenden Schmerzen, drifteten sie auf dem Meer, bis die Finanzpolizei zu ihrer Rettung kam.

Die Helfer wussten gar nicht, wie sie die Frauen anfassen sollten, wie sie sie an Bord des Patrouillenbootes hieven sollten, ohne ihnen noch mehr Schmerzen zuzufügen. Doch von ihnen keine Klage, kein Schrei oder Weinen. Auch nicht, als die Militärs sie in diesem Zustand auf der Mole absetzten.

Es war unfasslich. Ich hatte eine schreckliche Szene vor Augen. Ich wusste nicht, wo ich anfangen sollte. Noch eine Herausforderung. Denn bei jeder neuen Bootslandung weißt du nicht, was dich erwartet. Weißt du nicht, welche von den Fachausbildungen, die du nicht hast, du anwenden solltest.

Sie waren dreiundzwanzig an der Zahl. Eine, ein neunzehnjähriges Mädchen, hatte nicht überlebt. Die Kleinste war zwei und vollständig verbrannt. Ich habe versucht, ihnen so wenig Schmerz wie möglich zuzufügen. Die Haut löste sich in Fetzen ab, darunter war das nackte Fleisch. Sie brauchten umgehend fachkundige Behandlung, wir mussten sie nach Palermo oder Catania bringen. Hier in Lampedusa konnten wir nicht viel für sie tun. Ein Wettlauf mit der Zeit, die Hubschrauber flogen unablässig hin und her. Als endlich die Letzte einstieg, atmeten wir erleichtert auf. Auch diesmal hatten wir es geschafft, zum Teil wenigstens.

Ein paar Tage später ging ich durch die Via Roma, die Hauptstraße von Lampedusa, und dachte noch immer an das, was geschehen war. Eine Sozialarbeiterin hielt mich auf und erzählte mir von dem einzigen Mann, der mit den dreiundzwanzig Frauen an Land gegangen war, er hielt sich im Aufnahmezentrum auf. Ich erinnerte mich an ihn, ich hatte auch ihn untersucht, er war gesund und hatte einen kleinen Jungen bei sich. Ich hatte gedacht, das sei sein Sohn, die Sozialarbeiterin hingegen sagte mir, dass das nicht der Fall war. Der Kleine war der Sohn einer der verbrannten Frauen. Tage waren seit der Landung vergangen, und noch immer suchte man nach einem Weg, die Mutter ausfindig zu machen.

Ich stieg ins Auto und fuhr ins Aufnahmezentrum. Ich war wütend. Wir durften keine Zeit verlieren. Es bestand die Gefahr, dass man sie, war sie erst einmal aus dem behandelnden Krankenhaus entlassen, nicht mehr mit ihrem Kind zusammenführen konnte. Von dem man nicht einmal den Namen kannte. So nannten wir den Jungen Giulio.

Ich ging zu dem Mann, der ihn am Tag der Ankunft im Arm gehalten hatte, und versuchte, mir Giulios Mutter beschreiben zu lassen. Ich begriff, dass es eine der Frauen war, die nach Palermo gebracht worden waren. Wir schalteten sogleich die zuständigen Stellen für die Zusammenführung ein, und wenige Stunden später waren die beiden wieder beisammen, sie und Evan. Das war sein wirklicher Name.

Ein roter Schuh

Ein roter Schuh auf der Favaloro-Mole. Ein Schuh und dann viele andere, ausgestreut wie Kiesel auf einem Weg, der nirgendwohin führt. Der plötzlich abbricht wie die Hoffnung, in eine andere Welt zu gelangen. In meinen Albträumen kehren diese Schuhe immer wieder, genauso wie die Kettchen und Armreife der kleinen Leichen, die ich untersuchen muss, eine nach der anderen, ohne Unterlass. Eine nach der anderen, herausgezogen aus diesen schauderhaften grünen Säcken.

Als Kinder trugen meine Freunde und ich in Lampedusa keine Schuhe. Die Hornhaut an unseren Füßen war unsere Sohle. Barfuß gingen wir zur Schule, barfuß stiegen wir in die Boote zum Fischen, barfuß spielten wir auf den Straßen unserer Insel, die weit entfernt war von jedem Festland, ein Felsen inmitten eines immensen Meeres. Fern und wunderschön. Atemberaubend schön für jemanden, der hier zum ersten Mal ankommt, verursacht sie eine Art *Mal d'Afrique*. Sie zieht einen in ihren Bann wie ein großes Magnetfeld, sie behext und verführt einen wie eine Circe.

Keine Schuhe, außer bei offiziellen Anlässen.

Wichtige Anlässe gab es auf Lampedusa nicht viele, ja, keine. Einer jedoch sollte die Zukunft unserer Insel verändern: die Einweihung des Zivilflughafens. Das war so wichtig, dass wir alle aufgefordert waren, die verhassten Schuhe anzuziehen, um den Minister für den Mezzogiorno, Paolo Emilio Taviani, zu begrüßen, der sich für den Bau des Flughafens eingesetzt hatte, nachdem sich die Inselbewohner aus Protest massenweise der Wahl enthalten hatten. In Zweierreihen verließen wir in

Begleitung der Lehrerinnen die Klassenräume, die Schulkittel frisch gestärkt. Alles sollte perfekt sein. Auf halbem Weg bemerkte ich jedoch, dass ich einen Schuh verloren hatte. Ich trat aus der Reihe und lief zurück, um ihn zu holen, gefolgt von der Lehrerin, die mir diesen Affront nie verzeihen würde. Aber ich konnte mir nicht erlauben, nur mit einem Schuh nach Hause zu kommen: Das war das einzige Paar, ein anderes würden wir úns nicht leisten können. Nach wenigen Minuten trat ich wieder in die Reihe, beide Schuhe an den Füßen, und wir kamen zum Flugplatz.

Es war eine feierliche Zeremonie, als handelte es sich für die Lampedusaner um die gewonnene Schlacht ihres Lebens. Und später sollte ich verstehen, dass es wirklich so war. Denn auf Lampedusa starben die Menschen auch an Komplikationen einer einfachen Grippe. Die Reise mit dem Schiff, um aufs Festland zu kommen, war lang, und im Winter blieb das Schiff häufig auch wochenlang im Hafen liegen. Gelegentlich sahen wir einen Grumman auf dem Wasser landen, das Wasserflugzeug, das für Hilfszwecke eingesetzt wurde. Aber das waren Ausnahmefälle. Als der Grumman ausrangiert wurde, brachte man andere Militärflugzeuge zum Einsatz, aber es dauerte Stunden, bis sie auf der Insel waren, und oft war es zu spät.

Als ich in den achtziger Jahren nach dem Studium der Medizin und mit der Spezialisierung auf Geburtshilfe und Gynäkologie zurück nach Lampedusa kam, setzte ich mich dafür ein, dass wir ein ständiges Rettungsflugzeug bekamen. Ich fuhr wiederholt nach Palermo, bis uns die Region die Luftverbindung mit 600 Millionen Lire finanzierte. Das schien mir eine außergewöhnliche Errungenschaft, denn so bekamen wir Lampedusaner erstmals die Möglichkeit, in kurzer Zeit ins Krankenhaus zu gelangen und uns dadurch weniger isoliert zu fühlen, als wir es tatsächlich waren. Anfangs war kein Arzt an Bord des Flugzeugs vorgesehen, also begleitete ich als Freiwilliger die Patienten. Das Flugzeug reichte aber nicht, weil es nicht in Linosa landen konnte, und das erschien uns eine unerträgliche Diskriminierung. So wurde es nach ein paar Jahren durch einen Hubschrauber ersetzt. Schritt für Schritt hatten wir unser Ziel erreicht.

Ich musste lächeln, als es zwanzig Jahre später an mir war, in den Hubschrauber zu steigen, um ins Krankenhaus gebracht zu werden. Eine Ischämie. Es bestand die Gefahr einer Lähmung, aber ich wurde gerettet, und der Impuls, der es mir ermöglichte, diesen Schlag zu überwinden, kam von ihnen: von den Männern und Frauen, den Kindern, die unsere offenen Arme suchten und suchen, die mit großer Kraft und Würde um Hilfe bitten. Auch wenn das bestimmt nicht der wünschenswerteste Weg ist.

Daran gewöhnt man sich nicht

Manchmal meine ich, ich schaffe es nicht. Dieses Tempo durchzuhalten, vor allem aber all das Leid, so viel Schmerz zu ertragen. Viele meiner Kollegen sind hingegen der Ansicht, ich hätte mich mittlerweile daran gewöhnt, die Leichenschau sei für mich zur Routine geworden. So ist es aber nicht. Man gewöhnt sich nie an die toten Kinder, an die Frauen, die während des Schiffbruchs niedergekommen sind, die Babys, die noch an der Nabelschnur hängen. Man gewöhnt sich nicht an die Zumutung, einen Finger oder ein Ohr abschneiden zu müssen, um die DNA zu bestimmen, damit man einem leblosen Körper einen Namen und eine Identität zuordnen kann und nicht zulässt, dass er eine bloße Nummer bleibt. Jedes Mal, wenn du einen der grünen Säcke aufmachst, ist es wie das erste Mal. Denn an jedem Körper findest du Zeichen, die von der Tragödie einer sehr langen Reise erzählen.

Oft meint man, die entscheidende Hürde für die Flüchtlinge sei die Fahrt übers Meer. Das ist aber nur die letzte Etappe. Ich habe ihren Erzählungen lange gelauscht. Am Anfang steht der Entschluss fortzugehen, die Heimat zu verlassen. Dann die Wüste. Die Wüste ist die Hölle, sagen sie, und das kann man nicht verstehen, wenn man es nicht selbst erlebt hat. Wenig Wasser, in einen Pick-up gepfercht, wenn du dich falsch hinsetzt, wirst du hinausgeschleudert und stirbst. Und wenn das Wasser ausgeht, bleibt dir zum Überleben nichts anderes übrig, als den eigenen Urin zu trinken. Du kommst nach Libyen, du glaubst, der Albtraum ist vorbei, doch da beginnt ein neuer Leidensweg: Gefängnis, Folter, Misshandlungen. Erst wenn du all das durchgestanden, wenn du alle Grausamkeiten ertragen hast, besteigst du ein Boot. Und wenn du nicht auf dem Meer stirbst, kommst du endlich an und hoffst, dass für dich ein neues Leben beginnt.

Ich habe hier in Lampedusa alles gesehen.

Eines Morgens fiel mir an der Mole eine Frau auf, die aus einem Patrouillenboot stieg, sie kam aus Gambia und war wunderschön. Sie trug bunte Kleider, und in einer Hand hatte sie einen Koffer, als ob sie an irgendeinem Bahnhof aus dem Zug gestiegen wäre. Sie besaß einen Stolz und eine Würde, die nicht unbemerkt blieben. Als ob sie alles Leiden abgestreift hätte. Ich sah sie in den Bus steigen, der sie zum Aufnahmelager bringen würde, und ich hätte auch einsteigen mögen, um mir während der Fahrt ihre Geschichte erzählen zu lassen, ihre Schmerzen und ihre wiedergefundene Hoffnung. Doch ich kehrte in die Wirklichkeit meiner Arbeit zurück, der Bus bog um eine Ecke und verschwand.

Dann sah ich palästinensische Familien, die geglaubt hatten, ihrem Krieg zu entrinnen und in Syrien Zuflucht zu finden, jedoch mitten in einem anderen Krieg gelandet waren und wieder von vorn anfangen mussten. Noch eine Reise, noch mehr Leid.

Die syrischen Familien waren vielleicht am schlechtesten dran. In ihrem Land waren sie an einen Lebensstil gewöhnt gewesen, auf den sie hatten verzichten müssen, in so kurzer Zeit, dass es eine Ewigkeit schien.

Vor zwanzig Jahren, als auf Lampedusa die ersten Flüchtlinge ankamen, nannten die Inselbewohner sie »die Türken«. Sie kamen auf eigene Faust, landeten mit kleinen Booten oder Schlauchbooten direkt am Strand. Es waren vor allem Nordafrikaner. Damals war es noch ein neues Phänomen, zahlenmäßig überschaubar. Dann änderte sich alles. Plötzlich waren es viele. Die Geschichten waren andere. Deshalb brauche ich heute, wenn ich unter diesen Bedingungen arbeite, die Unterstützung der Lampedusaner. Denn oft, wenn die Verzweiflung überhandnehmen will, sind sie es, die mir Antrieb und Energie geben.

Wie im Falle Jasmins. Sie war an Bord eines großen Schiffes mit achthundert Menschen angekommen, alle übereinandergeschichtet. Viele kauerten im Laderaum, und allen ging es schlecht. Als sie aus dem Boot stieg, hatte Jasmin schon das Fruchtwasser verloren. Ihr Kind würde es nicht schaffen, wenn wir sie nach Palermo brachten. Also versuchte ich sie zu beruhigen, während ich sie per Ultraschall untersuchte, ich zeigte ihr das Herz und das Köpfchen ihrer Kleinen, der Fötus zeigte Komplikationen, ich hatte keine Wahl. Ich nahm die Verantwortung für einen Dammschnitt auf mich, den man unmittelbar vor der Geburt durchführen kann. Das Risiko musste ich eingehen. Die Operation glückte tadellos, und Jasmin gebar ein wunderbares Mädchen, ein großes Geschenk. So, »Geschenk«, wollte die Mutter sie auch nennen.

Gleich darauf eine große Überraschung. Als ich aus dem Kreißsaal kam, blutverschmiert und erschöpft, stieß ich dort draußen auf viele andere Mütter, Frauen von Lampedusa, die alles Mögliche mitgebracht hatten, um Geschenk willkommen zu heißen: Windeln, Kleidung, kleine Gaben.

Bei der Gelegenheit begriff ich, dass in unserem Ambulatorium* etwas fehlte. Oft kamen die schwangeren Frauen mit

* Das italienische *poliambulatorio* bezeichnet eine Einrichtung, in der Ärzte verschiedener Fachrichtungen Patienten ambulant behandeln (Anm. d. Übers.).

ihren Kindern, die verängstigt den Doktor im weißen Kittel anstarrten, der ihre Mama in einen Saal voller fremdartiger Geräte brachte. Die Idee war einfach: neben dem Untersuchungszimmer ein Spielzimmer einrichten, bunt und voller Ablenkungsmöglichkeiten für die Kleinen während der Wartezeit. Das Vorhaben ist geglückt, so sehr, dass die Kinder oft nicht mehr weggehen wollen. Doch meist genügt ein kleines Geschenk, um sie aus dem Spielzimmer wegzulocken.

Ein Kind zur Welt zu bringen und das Lächeln auf den Lippen der Mutter zu sehen, ist immer eine große Freude. Bei einer Bootslandung im Frühjahr 2016 untersuchte ich drei schwangere Frauen. Unter ihnen eine sehr schöne Nigerianerin namens Joi. Sie war erst im vierten Monat schwanger und allein, weil die Schlepper sie in der Wüste von ihrem Mann getrennt hatten, sie auf eine Seite zwangen, ihn auf eine andere. Eine gewaltsame Trennung, der sie sich nicht hatten widersetzen können. Sie war entführt worden und dann wieder freigelassen. Von ihrem Mann wusste man nichts mehr. »Hilf mir, ihn zu finden«, flehte sie mich an. »Ich bitte dich, ich will nicht, dass mein Kind ohne seinen Vater aufwächst, wir haben alles darangesetzt, dass es in einer besseren Welt geboren wird. Du weißt, wie man ihn suchen kann. Ich flehe dich an, hilf mir.«

Wenn sie da vor mir sitzen und ich ihnen als Freund begegne, bin ich nicht mehr nur der Arzt, der sie untersucht, sondern ein Rettungsanker, der ihnen die Hoffnung wiedergeben kann, ihre Lieben wiederzufinden, ihre Familie zusammenzuführen, auch wenn das wie in Jois Fall nicht möglich ist. Oder ich bin ganz einfach der einzige Mensch, dem sie ihr dramatisches

Schicksal erzählen können. Häufig äußern daher viele dieser jungen Frauen, wenn ich sie per Ultraschall untersucht habe, den entsetzlichen Wunsch, auf das zu verzichten, was nicht Frucht der Liebe, sondern die schreckliche Folge einer Gewalttat ist.

Eine Tages kam Sara ins Ambulatorium, Nigerianerin, siebzehn Jahre alt. »Ich will sterben«, wiederholte sie unentwegt. Sie konnte nicht damit aufhören. Sie war mit weiteren hundertfünfzig Personen an Land gegangen, darunter fünf Frauen, alle schwanger und sehr jung. Ihre Reisegefährtinnen berichteten, Sara habe mehrfach versucht, sich das Leben zu nehmen, ohne Erfolg. Auf dem Krankenhausflur ließ sie sich aus Verzweiflung sogar von der Tragbahre fallen.

Ich untersuchte sie per Ultraschall. Sie war in der achtzehnten Woche schwanger. Ich versuchte, ihr den Monitor zu zeigen, aber sie weinte bloß. »Nun komm«, versuchte ich sie zu trösten, »du wirst sehen, es wird alles gut.« Aber wem wollte ich das weismachen?

Sie schaute mir direkt in die Augen. »Ich weiß nicht einmal, wer der Vater dieses Kindes ist. Sie waren zu fünft und haben mich vergewaltigt. Fünf Wildgewordene, die sich abwechselten und erst aufhörten, als ihnen die Kräfte ausgingen. Was meinen Sie, Herr Doktor, wie soll ich mich heute und in Zukunft zu dem verhalten, was ich im Bauch trage?« Es war entsetzlich, ihr zuzuhören. Verfluchte Mistkerle.

Ich konnte ihr nicht unrecht geben. Ich rief die Ärzte meiner lokalen Gesundheitseinheit in Palermo und die Sozialarbeiter an. Am nächsten Tag ließen wir sie mit dem Hubschrauber nach Palermo bringen. Sie hat abgetrieben, und nun wird sie betreut.

Sehr viele junge Frauen erzählen ähnliche Geschichten wie

Sara, als wollten sie sich von einer Last befreien, die sie niemand anderem anvertrauen können. Und dann bitten sie mich abzutreiben, es aber niemandem zu sagen, denn das würde der Schande eine weitere, vielleicht noch schlimmere hinzufügen, die von ihren Familien, die sie in der Heimat zurückgelassen haben, niemals akzeptiert werden könnte.

Es sind wirklich viele schwangere Frauen, die in diesen Jahren nach Lampedusa gekommen sind. Eines Nachts stiegen an der Mole fünf von ihnen aus den Patrouillenbooten. Ich konnte nicht gleich mit ihnen ins Ambulatorium gehen, weil ich andere Flüchtlinge untersuchen musste. Ich rief Elena, eine Ärztin und interkulturelle Mediatorin, die immer bei mir ist, und bat sie, die Frauen zu begleiten, ich würde so bald wie möglich zu ihnen kommen. Eine von ihnen, im achten Monat, machte mich stutzig: Sie litt sehr. »Mach ihr sofort einen Ultraschall«, sagte Elena. »Es geht ihr wirklich schlecht.«

Als ich mit den Untersuchungen auf der Mole fertig war, ging ich ins Krankenhaus. Ich traf Elena mit roten Augen. Sie hatte geweint.

»Was ist los?«, fragte ich.

»Der jungen Frau geht es schlecht ... Meiner Meinung nach ist das Kind tot.«

Ich ging in den Ultraschallraum und untersuchte sie. Elena hatte recht. Das Herz des Kindes schlug nicht mehr. Es hatte die Strapazen der Reise und den Stress, dem die Mutter ausgesetzt war, nicht überstanden. Die junge Frau begriff sofort. Keine Freude auf unseren Gesichtern, keine Einladung, auf den Monitor zu schauen, wo sie nur das Bild eines leblosen Körpers sehen würde. Wir eröffneten ihr das Ergebnis, und sie sagte kein Wort. Sie schloss die Augen, und Tränen liefen ihr übers Gesicht. Sie weinte im Stillen.

Wir beschlossen, sie mit dem Hubschrauber nach Palermo bringen zu lassen. Ich rief die Sozialarbeiterinnen an, dass sie ihr beistehen sollten, sie trösten sollten, damit sie sich nicht allein fühlte.

Sie wurde operiert. Sie hatte einen hübschen kleinen Jungen im Schoß getragen. Als man es mir mitteilte, verspürte ich ein großes Gefühl der Ohnmacht und der Niederlage. Ich hatte nicht einmal auf das Geschlecht geachtet, als ich sie untersuchte. Mir war nicht danach gewesen.

Nachdem sie aus dem Krankenhaus entlassen war, verlegte man sie in ein Heim für Frauen. Von ihrem weiteren Schicksal weiß ich nichts.

Wunden der Seele

Ich entstamme einer großen Familie. Sieben Kinder, fünf Mädchen und zwei Jungen. Mein Bruder Mimmo war anderthalb Jahre alt, als er Meningitis bekam. Damals war es nicht leicht, rechtzeitig die Diagnose zu stellen, um die Degenerationserscheinungen zu verhindern. Die Gehirnschäden waren so schlimm, dass meine Eltern gezwungen waren, ihn in eine psychiatrische Anstalt zu geben. In Lampedusa existierte nicht einmal der Begriff des Psychiatriepatienten. Und eine Familie konnte sich eine so große und schwer zu handhabende Last nicht aufbürden.

Jedes Mal, wenn Mama nach Agrigent fuhr, um Mimmo zu besuchen, kam sie mitgenommen, wie ausgewechselt zurück. Eines Tages beharrte ich darauf, mit ihr zu fahren. Ich wollte verstehen, warum diese Besuche ihr solche Pein verursachten. Sie nahm mich mit, aber ein Teil von mir hätte gewünscht, sie hätte es nicht getan. Ich sah meinen Bruder nackt, voller blauer Flecken und Kratzer lief er vor und zurück in dem, was mir wie ein riesiger Nicht-Ort schien. Absolut schwarz. Die Abwesenheit jeder Farbe und jeglicher Wärme. Der Boden war eine einzige Latrine. Dreck überall: die Betttücher schmutzig, die Matratzen vollgesaugt mit ekligem Urin. Das völlige Fehlen von Menschlichkeit, und diese Seelen, die in einem Inferno umherirrten, das nicht nur das ihres verwirrten Geistes war. Ich empfand Abscheu und Wut. Ich hätte meinen Bruder mitnehmen wollen, aber ich wusste, dass wir das nicht konnten.

Auf der Rückreise dachte ich lang nach über das, was ich gesehen hatte. Es ließ mir keine Ruhe. Jetzt konnte ich das schmerzverzerrte Gesicht meiner Mutter verstehen, ihren erloschenen Blick, weil sie wusste, dass sie nichts tun konnte, um das zu retten, woran sie am meisten hing auf dieser Welt: das eigene Kind.

Als nach einem langen und komplizierten Kampf die psychiatrischen Kliniken endlich geschlossen wurden, konnten wir meinen Bruder in einer therapeutischen Wohngemeinschaft in Aragona unterbringen. Das war eine kleine Erleichterung für meine Mutter und auch für mich. Doch es genügte nicht. Jahrelang war da ein nagendes Gefühl, so etwas wie ein ungelöster Knoten, der mich beunruhigte und eine unterschwellige und anhaltende Angst in mir hervorrief.

Jahre später, an der Universität, versuchte ich mehr davon zu verstehen, ich informierte mich über die Entwicklung, die von Franco Basaglia, dem Psychiater aus dem Veneto, ausging, der die Auffassung vom psychisch Kranken revolutionierte. Schließlich wurde mir klar, dass wir in Lampedusa dafür sorgen mussten, dass psychisch behinderte Kinder und Jugendliche sich nicht mehr allein fühlten. Heute ist uns das zum Teil gelungen. Wir haben ein Zentrum eingerichtet, wo sie Unterstützung und medizinische Hilfe bekommen, wo sie aber vor allem zusammen sein, spielen, kreativ sein, kochen und malen können. Jeden Morgen holt ein Kleinbus sie zu Hause ab und bringt sie ins Ambulatorium. Wann immer ich kann, besuche ich sie und verbringe ein paar Stunden mit ihnen. Und manchmal denke ich, dass aus dem Übel, unserem familiären Drama, dem grenzenlosen Kummer meiner Mutter ein kleiner Baum der Hoffnung hervorgegangen ist, der Wurzeln schlägt.

Körperliche Wunden zu heilen, ist meine Arbeit. Mein Bestes zu tun, um den Schmerz zu lindern. Dabei quält es mich allerdings, dass ich nicht das Werkzeug besitze, um die Wunden der Seele zu heilen.

Wenn wir an die Tausenden von Flüchtlingen denken, die jeden Tag an unseren Küsten ankommen, fällt es uns schwer, ihnen eine Identität zu geben, sie als Personen zu erfassen und nicht nur als bloße Nummern. Allenfalls tut es uns leid, wenn wir erfahren, dass sie Grausames erdulden mussten, bevor sie das angestrebte Ziel erreichten. Es macht uns traurig, wenn wir ein lebloses Kind in den Armen eines Helfers erblicken. Es kann uns rühren, vielleicht auch zu Tränen, aber es ist, als würden wir einen Film sehen. Empfindungen, die nur eine begrenzte Zeit anhalten. Alles ist vereinfacht, banalisiert. Unserer Art, »das« Problem anzugehen, fehlt es an Komplexität.

Fast nie stellen wir uns die Frage nach der Schwäche, der emotionalen Anfälligkeit, den inneren Traumen derer, die in unser Land kommen und Hilfe suchen. Unbewusst betrachten wir sie vielleicht wie menschliche Wesen mit einer anderen Psyche als unserer, die weniger Beachtung verdient. Bei der Unterstützung derer, die vor Hunger und Krieg fliehen, ist daher die Rolle der Psychologen absolut unerlässlich. So ist es mir bei verschiedenen Gelegenheiten passiert und passiert mir immer wieder, dass ich mich hilflos und unfähig fühle, ihnen eine Antwort zu geben.

Vor einigen Jahren gingen in Lampedusa eines Tages hundertfünfzig junge Männer an Land. Ich untersuchte sie, wie immer, auf der Mole.

Um zu überprüfen, ob sie Krätze haben, schauen wir uns

die Hände an und ziehen – nur bei Männern – den Pullover hoch und die Hose herunter, um den restlichen Körper zu untersuchen. Denn die Milben nisten sich gern auf dem Rücken, am Gesäß und in der Leiste ein. Das Ganze ist eine schnelle, aber unerlässliche Untersuchung. Bei den Frauen hingegen kontrollieren wir nur die Hände.

Irgendwann hatte ich einen sechsundzwanzigjährigen Nigerianer vor mir. Ich besah mir seine Hände, schob den Pullover hoch, doch als ich versuchte, ihm die Hose herunterzuziehen, wehrte er sich. Ich versuchte ihn zu überzeugen, er schüttelte nur immer wieder den Kopf, mit Entsetzen im Blick bedeutete er mir sein Nein. Seine Entschiedenheit kam mir sehr merkwürdig vor, doch ich ließ es auf sich beruhen und machte mit den anderen Untersuchungen weiter.

In den folgenden Stunden musste ich immer wieder an diesen jungen Mann und seine so klare Weigerung denken. Ich stellte mir vor, er habe seine Geschlechtsteile nicht entblößen wollen, weil er sich schämte. Aber das war keine normale Reaktion.

Nach ein paar Tagen rief mich der Arzt aus dem Aufnahmezentrum an: Da war ein Mann, der im Ambulatorium untersucht werden müsse, er habe ein ernstes Problem. Er erklärte mir nicht, worum es ging, und fügte weiter nichts hinzu. Er schien mir jedoch sehr besorgt. Ich sagte ihm, er solle ihn zu mir bringen lassen, und ich bereitete sofort das STP-Formular* vor, ein sehr wichtiges Dokument, das den Migranten im ganzen Land die Gesundheitsversorgung ermöglicht. Es ist sechs Monate gültig, kann aber um weitere sechs verlängert werden. Viele Migranten wollen es nicht, weil sie fürchten,

---

* *Straniero temporaneamente presente*, eine Art vorübergehende Aufenthaltserlaubnis (Anm. d. Übers.).

identifiziert und angezeigt zu werden, aber ich erkläre ihnen, dass dieses Dokument von fundamentaler Wichtigkeit ist, weil es sich um den einzigen Ausweis handelt, der Zugang zu ärztlicher Versorgung gibt. Und jedes Mal, wenn ich an medizinischen Fachtagungen oder Kongressen teilnehme, setze ich mich dafür ein, dass meine Kollegen die Wichtigkeit dieses so notwendigen Dokuments begreifen.

Ich füllte gerade den letzten Teil des Formulars aus, als ich vor der Tür den jungen Mann sah, der sich am Landungssteg geweigert hatte, die Leistengegend untersuchen zu lassen.

Ich begrüßte ihn und bat ihn, sich auszuziehen, doch er wehrte sich genau wie beim ersten Mal. Ich erklärte ihm, dass er sich diesmal nicht weigern konnte: Wenn man ihn vom Aufnahmezentrum hierher geschickt hatte, dann weil er untersucht werden musste. Er aber weigerte sich weiterhin. Es war ihm peinlich, er war verwirrt und verlegen.

Ich wusste nicht mehr, was ich davon halten sollte. Diese ganze Angst schien mir wirklich absurd. Angst wovor? Was konnte ich ihm denn tun? Was befürchtete er? Ich war beinahe schon ungeduldig geworden, als er plötzlich den Gürtel aufschnallte und den Reißverschluss öffnete, die Hose und auch die Unterhose herunterzog.

Mir stockte der Atem. Ich verspürte Brechreiz. Ich sah ihm nicht ins Gesicht, weil mir klar war, dass er in meinen Augen das Grauen lesen würde, das ich empfand. Ich wusste nicht, was tun, vor allem nicht, was sagen.

Zwischen seinen Beinen waren die Hoden und dazwischen ein Loch. Er hatte auch nicht die Andeutung eines Penis. Den hatte man ihm abgeschnitten. Dieser arme Junge war entmannt worden.

Das war schauerlich. Mit sechsundzwanzig Jahren hatte

man ihn jeder Möglichkeit beraubt, ein normales Leben zu führen. Da war mir alles klar: seine Weigerung, sich auszuziehen, der Grund, warum der Arzt im Aufnahmezentrum nichts gesagt hatte. So etwas hatte ich noch nie gesehen.

Ich machte mir Mut und sah ihn an. In seinen Augen lagen die widersprüchlichsten Gefühle. Vor allem aber trat die große Scham hervor, die er dabei verspürte, seinen verstümmelten Körper zu zeigen.

Ich fragte ihn, was geschehen sei. Er schwieg ein paar Minuten lang. Dann fand er die Kraft und fing an zu erzählen.

»In Nigeria ging es mir gut. Ich war mit einer wunderschönen Frau verlobt, und wir wollten heiraten. Wir hatten große Pläne, wir wollten Kinder. Wir waren nicht wohlhabend, aber auch nicht sehr arm. Mir reichte das, was ich verdiente, und es wäre auch für ein angenehmes Leben mit meiner Familie genug gewesen. Ich war glücklich. Wir waren glücklich. Dann eines Tages ging das alles zu Ende. Jahre der Liebe und der Träume, in wenigen Augenblicken zunichtegemacht.

Ich ging mit meiner Verlobten spazieren, als eine Gruppe von jungen Kerlen anzügliche Bemerkungen über sie machte. Anfangs ertrug ich das, sie sagte mir, ich solle ruhig bleiben, sie würden schon wieder gehen. Doch dann kamen diese Schurken näher, rückten ihr auf die Pelle, und sie wurden immer zudringlicher, immer unerträglicher. Da konnte ich nicht mehr und griff sie an. Ich trat und boxte, aber ich war allein und sie waren zu viert. Meine Verlobte fing an zu schreien, rief verzweifelt um Hilfe. Niemand griff ein, und sie packten und traten mich. Da lief sie zu mir nach Hause, um jemanden zu holen, der mir beistehen könnte.

Unterdessen schlugen sie weiter auf mich ein. Ich spürte den Schmerz der Schläge nicht, die mich überall trafen, am

Kopf, am Bauch, am Unterleib. Bei jedem Schlag bedeckte sich mein Gesicht, füllte sich mein Mund mit Erde. Der Staub, der von der Straße aufstieg, stieg mir in die Augen und in die Nase. Ich sah nichts mehr. ›Früher oder später werden sie aufhören‹, dachte ich und versuchte, mir Mut zu machen.

Aber diesen Verbrechern genügte das alles noch nicht. Sie schleppten mich Dutzende Meter weit und brachten mich in eine verlassene Hütte. Meine Angst wurde immer größer. Ich konnte mir nicht vorstellen, was sie mir antun wollten, aber ich glaubte nicht, dass sie mich umbringen wollten.

Und tatsächlich war es nicht ihr Ziel, mir das Leben zu nehmen. Das wäre zu banal gewesen und hätte ihnen nicht genug Lust verschafft. Sie wollten mir ewigwährende Pein zufügen. Sie wollten mein Dasein als Mann, Ehemann, Vater vernichten.

Der Muskulöseste der Gruppe holte eine kleine Machete aus der Tasche. Ein anderer zog mir die Hosen herunter. Es war Sache eines Augenblicks. Ich sah die Klinge der Machete durch die Luft herabsausen und meinen Penis glatt abschneiden.

Sie ließen mich blutend am Boden liegen und nahmen mein Organ als Trophäe mit. Bald darauf kamen mir meine Freunde zu Hilfe, aber es war zu spät.

Man brachte mich ins Krankenhaus, und ich wurde notoperiert. Man hat mir das Leben gerettet, aber es wäre viel besser gewesen, keiner hätte mich gefunden. Mir wäre es lieber gewesen, diese Bestien hätten mich umgebracht. Seit diesem Zeitpunkt hat mein Leben keinen Sinn mehr.«

Er schwieg. Ich brachte kein Wort heraus. Und er fuhr ungerührt fort.

»Die Wunde heilte ziemlich schnell, und ich kehrte nach Hause zurück. Nichts war mehr wie früher, noch würde es das je wieder sein. Da fasste ich den einzig möglichen Entschluss:

fortgehen, alles zurücklassen, versuchen, nach Europa zu kommen. Ich hatte nicht den Mut, in meinem Land mit den Konsequenzen dessen zu leben, was man mir angetan hatte. Niemals wäre ich so akzeptiert worden, wie ich gegen meinen Willen geworden bin. Ich hätte meiner Frau nicht ins Gesicht schauen können, nicht meinen Freunden und sogar meiner Mutter nicht.«

Dann sagte er mit flehendem Blick: »Herr Doktor, was kann ich tun? Sagen Sie mir, ob es eine Möglichkeit gibt, das wiederzubekommen, was ich verloren habe, gibt es wenigstens eine Hoffnung, dass ich wieder ein normales Leben führen kann?«

Ich war niedergeschmettert. Unter größter Mühe beschloss ich, ihm die Wahrheit nicht zu verhehlen: Da war nicht viel zu machen, und eine eventuelle Prothese wäre eine rein ästhetische Angelegenheit oder wenig mehr. Das Schlimme war, dass ich ihm nichts Tröstliches sagen konnte, ihn nicht psychologisch stützen, ihn nicht ermuntern konnte. In diesem Moment fühlte ich mich wirklich unnütz.

Am Ende verabschiedete er sich und dankte mir, dass ich mir seine Geschichte angehört hatte, und begleitet von einem der Mitarbeiter im Aufnahmezentrum ging er.

Eine geschlagene Stunde blieb ich an meinem Schreibtisch sitzen, unfähig, irgendetwas zu tun. Wie betäubt.

Der junge Mann blieb noch ein paar Tage in Lampedusa und kam mich noch zwei Mal im Ambulatorium besuchen. Er sagte, er sei mir dankbar, auch wenn ich nichts für ihn habe tun können. Als seine Gruppe nach Agrigent aufbrach, begleitete ich sie persönlich zum Schiff. Und dieser sanfte und unglückselige Nigerianer umarmte mich und verabschiedete sich von mir, schenkte mir ein letztes Mal sein trauriges Lächeln.

Die Weisheit des kleinen Anuar

oktor Bartolo, es sind hundertzwanzig. Die Patrouillenboo-te fahren gerade in den Hafen ein. Wir erwarten Sie.« An-rufe wie diesen bekomme ich laufend, und es gibt Tage und Nächte, in denen die Telefonverbindung zum Hafenamt, zur Grenz- und Finanzpolizei nie abreißt. Du kommst in den Ha-fen und wartest. Und wenn du Stunden wartest, wenn der Wind dir das eisige Wasser ins Gesicht peitscht, denkst du dar-an, wie viele Stunden sie in der Gewalt der Wellen zugebracht haben, in der Kälte, die in die Knochen kriecht. Männer und Frauen, die oft das Meer noch nie gesehen hatten, es nicht ken-nen und sicher nie gedacht hätten, dass sie es auf diese Weise kennenlernen würden.

An diesem Tag war ein junger Arzt bei mir, der verstehen wollte, was man empfindet, wenn man unsere Arbeit an einem solchen Ort tut, unter dieses Bedingungen und mit dieser emo-tionalen Anteilnahme. Er war überrascht von der »berühm-ten« Mole Favaloro.

»Aber das ist ja ein heruntergekommener und schlecht be-leuchteter Landungssteg!«, rief er aus. »In einem verheeren-den Zustand. Nach dem, was man tagtäglich im Fernsehen sieht, sollte man das nicht meinen.«

»In welchem Zustand er ist, ist nebensächlich«, antwortete ich ihm. »Ausschlaggebend ist das, was wir tun, nicht, wo wir es tun, und jeder Augenblick, den wir verlieren, kann ein ver-lorenes Leben bedeuten.«

Der junge Kollege begriff, dass er einen wunden Punkt ge-troffen hatte. Ich habe die zuständigen Stellen mehrfach um eine anständige Beleuchtung gebeten, um eine Essensausgabe direkt vor Ort, für die ausgehungerten und durchgefrorenen Ankömmlinge. Und vor allem um Toiletten. Die Männer haben ja kein Problem, aber die Frauen; wenn sie an Land gehen, fragen sie als Erstes nach einer Toilette. Tausende Male musste ich eingreifen, weil ihre Blasen in einem erbärmlichen Zustand waren. Die Scham verbietet ihnen, sich während der Reise zu erleichtern, dem Bedürfnis nachzugeben.

Es waren zwei Patrouillenboote. An Bord wie immer viele Frauen und ein paar Kinder. Ich stieg sofort ein, um sie mir anzusehen. Kein Fall von Infektionskrankheiten, nur Dehydrierung und Unterkühlung. Auf dem ersten Boot hatte ich zwei kleine Kinder bemerkt und ein größeres. Ich untersuchte die beiden Kleineren. Zwei Brüder im Alter von zwei und vier Jahren, wunderhübsch, fest an ihre Mutter geklammert, als hätten sie Angst, sie unter so vielen Leuten nicht wiederzufinden. In einer Ecke stand ganz allein der größere Junge. Niemand war bei ihm.

Ich ging zu ihm. Er sprach gut Englisch. Anuar, so sein Name, erzählte mir, dass sein Vater von den Männern der Boko Haram umgebracht worden war, den Fundamentalisten, die alles zerstören, was sie auf ihrem Weg finden. Und während er mir das erzählte, hörte ich in seiner Stimme ungefilterten Hass. Er hätte weinen mögen, und auch ich hätte gewollt, dass er es tut, dass er sich ausweinte, er war erst zehn. Aber er tat es nicht. Denn was geschehen war, hatte ihn zum Mann gemacht, hatte ihn all die Phasen überspringen lassen, die ein Kind eigentlich durchlaufen sollte.

Seine Mutter hatte ihm ihre wenigen Ersparnisse gegeben und hatte ihn einem Jungen anvertraut, der wenig älter war als er. »Schütze ihn, hilf ihm«, hatte sie zu ihm gesagt. »Bring ihn weg von hier. Ich will nicht, dass er das Ende seines Vaters nimmt. Wenigstens er soll sich retten.« Anuar wollte die Mutter nicht allein lassen, wollte nicht von ihr weg, doch am Ende hatte er nachgeben müssen. In Libyen angekommen, hatte ihn der Freund, dem er anvertraut worden war, verlassen. »Du bist nur eine Last für mich. Du musst jetzt allein zurechtkommen.«

»Tagelang bin ich herumgeirrt, ohne zu wissen, was ich tun und wohin ich gehen soll«, erzählte er mir, mühsam die Tränen zurückhaltend. »Dann habe ich einen älteren Mann getroffen, der sich um mich gekümmert hat. Er war nicht böse wie die, die einen einsperren und foltern. Ich habe Glück gehabt. Er hat mir geholfen, bis ich auf das Boot gehen und losfahren konnte. Meine Mutter hat das Schicksal der Familie in meine Hände gelegt, sie hat mir das bisschen Geld gegeben, das wir hatten, und ich muss mich retten, ich muss arbeiten, und dann will ich zu ihr und meinen Schwestern zurückkehren. Allahu akbar.« Gott ist groß.

Jetzt war ich es, der die Tränen nicht zurückhalten konnte. Ich fühlte mich wie ein dummer Junge gegenüber einem alten Weisen. Zehn Jahre, dachte ich, das ist nicht gerecht. Das ergibt keinen Sinn. Was wird Anuar in sich tragen, wie wird er all dies jemals rechtfertigen können? Was wird er von uns denken, wenn er groß ist, obwohl er eigentlich schon jetzt erwachsen ist? An jenem Abend kam ich erschöpft nach Hause. Ich erzählte meiner Frau, was geschehen war, und sagte, ich würde Anuar zu uns nehmen wollen, wir könnten das vorübergehende Sorgerecht beantragen. Das hatte es schon gegeben. »Pietro, das ist nicht der richtige Weg, und das weißt du genau«, antwortete sie mir. Und leider hatte sie recht.

Ein Los als Schicksal

Eines Abends kam mein Vater vom Hafen nach Hause, wo er den ganzen Tag gewesen war, Netze geflickt und die *Kennedy*, unseren Fischkutter, in Ordnung gebracht hatte. Er hatte das Boot so genannt, weil es im Jahr der Ermordung des Präsidenten der Vereinigten Staaten gebaut worden war. Wir aßen zu Abend, dann rief er uns zu sich. Er nahm sieben Stück zusammengefaltetes Papier und warf sie auf den Tisch. »Ihr seid sieben«, sagte er zu uns, »und ich kann mir nicht erlauben, euch alle studieren zu lassen.« Dann ließ er Caterina, die Kleinste, einen der Zettel aussuchen.

In Lampedusa gab es keine weiterführenden Schulen, und die Kinder auswärts unterzubringen, um sie zur Schule gehen und studieren zu lassen, war damals ein Luxus, den sich nur wenige leisten konnten. In Wirklichkeit war die Verlosung aber nur vorgetäuscht. Ich begriff sofort, dass auf diesen Zetteln immer derselbe Name stand: meiner. Ich war der einzige Sohn im Haus, ich hätte bald die dritte Klasse der Mittelschule abgeschlossen, in der Schule hatte ich sehr gute Noten, und vor allem, falls meinem Vater etwas zustoßen sollte, würde ich für meine Mutter, meine Schwestern und meinen Bruder sorgen müssen.

In dieser Nacht weinte ich im Stillen im Bett. Ich war erst dreizehn, und die Vorstellung, meine Familie verlassen und anderswo sein zu müssen, erfüllte mich mit Schrecken. »Mama, ich will nicht gehen, ich hab Angst«, sagte ich am nächsten Morgen zu ihr. Sie drückte mich ganz fest an sich, und ich erkannte ihren Blick, diesen Blick, den sie jedes Mal hatte, wenn sie aus Agrigent zurückkam, nachdem sie meinen Bruder in der psychiatrischen Klinik besucht hatte. Auch ihr tat es weh, sie wollte nicht auch noch mich verlieren.

Gleich darauf hörte ich sie mit meinem Vater reden, aber es genügten wenige Worte, um sie zu überzeugen. »Willst du, dass er hier bleibt und Fischer wird wie ich? Willst du das für deinen Sohn?« Er wollte absolut nicht, dass ich dasselbe Leben führen sollte wie er, abhängig von den Launen eines Meeres, das mal gnädig ist, andere Male gnadenlos bestraft.

Dann war da noch ein anderer, tiefer liegender Grund, der sich auf eine wichtige Phase in unserer Geschichte bezog. Der Wiederaufbau nach dem Krieg und das Wirtschaftswunder brachten einfache Leute – Arbeiter, Bauern, Fischer – dazu zu glauben, dass für ihre Kinder eine andere Zukunft möglich war. Dass der Sohn studiert, Arzt, Ingenieur, Rechtsanwalt oder Lehrer wird, war kein unrealisierbarer Traum mehr, und zwar deshalb, weil der Staat einen unterstützte und förderte. Weil wir alle glaubten, dass unsere Demokratie nun endlich auf soliden, tragfähigen und nahezu unzerstörbaren Fundamenten ruhte. Mein Vater war wirklich überzeugt, dass ich diese Herausforderung bestehen würde, wenn ich mich nur anstrengte.

Im folgenden Herbst brach ich auf. Ein Koffer mit den wenigen Kleidungsstücken, die ich besaß, nicht mehr. Es wurde beschlossen, dass ich in Trapani zur Schule gehen sollte, weil es dort eine Flugverbindung mit Lampedusa gab. Ich ging auf das naturwissenschaftliche Gymnasium. Mein Vater mietete ein Zimmer für mich in der Wohnung einer alten Frau. Die ersten Tage waren ein Albtraum. Die Vermieterin war kalt, mürrisch, gleichgültig gegenüber der Tatsache, dass ich fast noch ein Kind war. Nie ein Lächeln, nie eine Umarmung oder ein Wort der Ermunterung. Die Wohnung war dunkel, muffig, die Wände blätterten ab vor Feuchtigkeit. In der ersten Zeit warf ich mich, wenn ich von der Schule zurückkam, aufs Bett und weinte. Eine namenlose Angst überkam mich, und wenn der Abend hereinbrach und ich ganz allein war, ohne etwas zu tun, wuchs die Angst noch mehr. Ich dachte an meine Mutter, meinen Vater und meine Schwestern, die alle beisammen am Tisch saßen.

Ich konnte nichts, am wenigsten kochen. In einer Familie mit sechs Frauen wäre es undenkbar für mich gewesen, einen Kochtopf anzurühren. So aß ich monatelang nur Brot und Büchsenfleisch: Daher wird mir noch heute, wenn ich im Supermarkt eine Fleischkonserve sehe, ganz schlecht. Dann lernte ich nach und nach, mir einen Teller Pasta zu machen und mir einfache Gerichte zuzubereiten, aber ich litt sehr.

Die Situation schien mir absurd. Allein in einer Stadt, die ich nicht kannte. Schule Zuhause, Zuhause Schule. Jeden Tag derselbe Ablauf, dasselbe Leben. Und wenn ich sonntags auf den Straßen von Trapani die Familien einträchtig spazieren gehen sah, sorglos und lächelnd, spürte ich einen Kloß in der Kehle und weinte im Stillen. Ich tat nichts anderes, als zu lernen und an die Zeit zu denken, wenn ich auf meine Insel zurückkehren würde.

Es mag merkwürdig klingen, aber in einer Stadt am Meer fehlte mir »mein« Meer. Denn es ist nicht überall dasselbe. Nur wer Lampedusa kennt, kann den Unterschied verstehen. Diese kahle Erde, untrennbar umschlungen vom Wasser. Und dann fehlten mir die Nachmittage draußen im Freien mit den Freunden, barfuß herumlaufen, sich vergnügen mit improvisierten

Spielen. Dieses Wenige machte mich glücklich. Und daran dachte ich, um mich nicht, eingeschlossen in diesen eisigen vier Wänden, von der Traurigkeit übermannen zu lassen.

Nach zwei Jahren fand mein Vater ein anderes Zimmer für mich, bei einer Familie. Das Familienoberhaupt, *u ʒu* Nanà, war ambulanter Händler. Er und seine Frau behandelten mich viel besser als die alte Frau.

Ins Haus kam man durch eine Garage, wo der Mann seinen Karren abstellte sowie den Esel, der ihn ziehen musste. Morgens sehr früh nahm er den Karren und ging damit an einen Ort, *Senia* genannt, wo alle Arten von Obst und Gemüse angebaut wurden. Er lud die Ware auf und verkaufte sie dann in den Straßen von Trapani. Da ich in der Früh schon bei Morgengrauen wach wurde, begleitete ich ihn und half ihm, die Körbe zu füllen, danach ging ich zur Schule. Das war überhaupt keine Last für mich, ja, es war eine Art, mich abzulenken.

Ab und zu nahm *u ʒu* Nanà mich mit nach Bonagia zur Tonnara, die an einem winzigen Hafen lag und wo die *mattanʒa* stattfand, das Töten der Thunfische im Meer. Riesige Thunfische, die auf der Suche nach wärmeren Gewässern ahnungslos in das ausgeklügelte System von Netzen gerieten und geradewegs in der »Todeskammer« landeten. In diesem Geviert packten die Thunfischfänger mit kräftigen Armen zu und zogen die Thunfische mit langen, am Ende gebogenen Stangen an die Oberfläche, begleitet von den *cialome*, uralten Gesängen, die der erfahrenste Thunfischfänger anstimmte. Zuletzt zogen sie die Fische unter enormer Anstrengung aus dem Wasser.

Beim ersten Mal war ich beeindruckt von dieser gleichsam epischen Schlacht zwischen Mensch und Tier, von der Farbe des Blutes, welches das Meerwasser tiefrot färbte, von den lauten Rufen der Fischer. Es war ein gewaltiges Schauspiel, dessen Anblick einen starken Adrenalinstoß versetzte.

In dieser Zeit lernte ich auch meinen einzigen Trapaneser Freund kennen. Er hieß Michelangelo. Nachmittags nach der Schule gingen wir in den Pinienhain von Erice, um Pinienkerne zu sammeln. Wir schüttelten die Pinienzapfen von den Bäumen, öffneten sie, holten die Pinienkerne heraus und legten sie aus zum Trocknen. Wir sammelten viele davon und teilten sie uns. Ich aber gab meine *u ʒu* Nanà, der sie zusammen mit seiner übrigen Ware verkaufte. Sie warfen einiges ab, weil sie schwer zu sammeln waren. Auch das war ein Zeitvertreib, und auf diese Weise half ich der Familie, die mich beherbergte.

In Trapani lernte ich das Schweißen. In der Nähe des Hauses, wo ich wohnte, gab es einen Schmied, *u ʒu* Titta. Nachmittags ging ich zu ihm, und nach und nach lernte ich das Handwerk. Voreilig wie ich damals war, dachte ich nicht daran, das Gesicht mit der Maske zu schützen. Das Ergebnis war, dass ich abends mit roten und geschwollenen Augen nach Hause kam und nachts nicht schlafen konnte. Ich brachte ganze Nächte mit Brotscheiben auf den Augenlidern zu, um den Schmerz etwas zu lindern.

Ich wollte lernen, alles interessierte mich, und vor allem wollte ich keine Zeit haben, um meine Lage zu überdenken.

Eine endgültige Wahl

Ich bin immer gern auf die Jagd gegangen. Schon als Kind habe ich mit meinen Freunden Jagd auf Lerchen gemacht, die Schleudern bastelten wir uns aus Astgabeln. Man musste sie sorgfältig auswählen, weil das Holz fest sein musste, aber nicht brechen durfte. Die Herstellung der Schleudern war eine Kunst, die von den Älteren an die Jüngeren weitergegeben wurde, und das Schöne ist, dass sich das bis heute nicht geändert hat. Wir mussten uns ja etwas einfallen lassen in unserer Freizeit, und das war unser liebster Zeitvertreib.

Einer der verbreitetsten Erwerbszweige auf Lampedusa war die Herstellung von Trockenfisch, den sogenannten *piscisicchi*. Die Fische wurden zuerst in große Wannen mit einer Art Salzlake getunkt, dann herausgenommen und je einzeln Kopf an Kopf und Schwanz an Schwanz in riesige Rahmen gelegt, die dorthin gebracht wurden, wo heute der Flughafen ist. Wir nannten es »das Flugfeld«, weil die Piste nur für Militärflugzeuge diente. Jeden Morgen gingen die Arbeiter hin und ordneten Tausende dieser Rahmen mit den Fischen darin neben- und hintereinander an, so dass die gesamte Fläche bedeckt war. Das sah wunderschön aus: Die Fische waren silbrig, und die Sonnenstrahlen verwandelten sie in einen einzigen riesigen glänzenden Fluss. Jeden Abend wurden die Rahmen weggenommen, weil sie keine Feuchtigkeit abbekommen durften.

Fünf, sechs Monate dauerte die Transformation der *piscisicchi*, dann wurden sie nach Sizilien gebracht und dort verkauft. Es hört sich nicht so an, aber es ist eine sehr anstrengende Arbeit. Am Tag rochen die Möwen den Fisch, kamen vom Meer her und pickten ihn auf, so verbrachten die Aufseher die ganze Zeit damit, die Vögel zu verjagen.

Oft waren jedoch ausgerechnet wir Kinder eine Gefahr für die Arbeiter, wenn wir auf der Suche nach Lerchennestern waren. Sie waren sehr schwer auszumachen, aber wir hatten eine Methode gefunden: Wir suchten am Himmel nach den Müttern, die über dem Nest flogen, um ihre Jungen zu beschützen, und so fanden wir zielsicher unsere Beute. Sehr häufig waren die Nester ausgerechnet auf dem Feld der *piscisicchi*, und einen Moment der Unaufmerksamkeit der Wächter ausnützend, gingen wir hin und hoben die Rahmen hoch, um unsere Beute an uns zu nehmen. Dadurch richteten wir viel mehr Schaden an als die gefürchteten Möwen.

Als Erwachsener ging ich oft auf Jagd nach den Vögeln, die auf ihrer langen Reise über unseren Himmel zogen und eine Rast einlegten. Und plötzlich hörte ich damit auf. Ich hörte damit auf aus einem scheinbar nichtigen Grund. Eines Tages war ich mit Freunden auf der Jagd. Seit einiger Zeit war Lampedusa Zielpunkt der Migranten geworden, und ich war schon Arzt. Ich zielte, doch dann hielt ich inne. Ich blieb stehen und schaute auf diese wogende Masse, die sich wie eine sanfte Welle über unseren Köpfen bewegte. Ich dachte an den langen Weg, den sie hinter sich gebracht hatten, und an den noch vor ihnen liegenden, um an ihr Ziel zu gelangen. Und der Vergleich war da. Ich dachte an die »andere« Migration, ich stellte mir vor, in diesem Schwarm die Gesichter der Menschen zu sehen, die unterwegs waren und tausend Gefahren auf sich nahmen, um ihr Heil zu suchen. Die Gesichter derer, die auf ihrer »Zugroute« Frau, Kinder, Brüder verlieren.

Von da an habe ich nie wieder auf Vögel geschossen. Ja, jedes Mal, wenn ich die Papiere ausstellen muss, die man braucht, um den Jagdschein zu beantragen, was eine meiner Aufgaben ist, versuche ich den Betreffenden davon abzubringen, versuche ihn zu bewegen, darauf zu verzichten.

Ein paar Jahre später geschah etwas, was mir diesen Augenblick wieder ins Gedächtnis rief.

Fast jeder erinnert sich an den Schiffbruch vom 3. Oktober 2013. Die dreihundertachtundsechzig Opfer im Hangar des Flughafens von Lampedusa aufgereiht: ertrunken, wenige Meter von der Küste entfernt, von der Rettung, dem neuen Leben. Weniger zahlreich werden hingegen diejenigen sein, die sich an den anderen Schiffbruch erinnern, der sich nur ein paar Tage später, am 11. Oktober 2013 ereignete. Auch wenn die Opferzahlen nicht minder beträchtlich waren, hatte er sich nicht in der Nähe eines Hafens, sondern auf See vor Malta abgespielt.

An diesem Tag landete ein maltesischer Hubschrauber mit neun Überlebenden in Lampedusa. Unser Ambulatorium schien ein Feldlazarett in Kriegszeiten. Sie lagen auf Pritschen oder saßen in Rollstühlen, mit angelegten Infusionen und in Decken gehüllt. Einer von ihnen hatte seine ganze Familie verloren, zweiundzwanzig Menschen insgesamt. Er wollte sich umbringen, er konnte es nicht ertragen, als Einziger gerettet worden zu sein. Wir sedierten ihn und konnten ihn beruhigen.

Neben ihm auf einem Stuhl saß ein anderer junger Mann, ein Syrer, auch er hing an einer Infusion. Still, mit erloschenem Blick saß er da. Ich versuchte, mit ihm zu reden, aber vergeblich. Unweit von ihm hielt eine Frau ein neunmonatiges Kind auf dem Arm. Auch sie schien abwesend, als ob sie nicht dort wäre, als ob sie in Gedanken anderswo wäre, und sie behandelte ihr Kind auf sonderbare Weise: Zuerst drückte sie es fest an sich, dann schob sie es wie ein Paket von sich weg. Immerzu.

Nach einer Stunde etwa entschloss sich der junge Mann, mir zu erzählen, was vorgefallen war. Die Frau war seine Frau. Als das Boot kenterte, waren sie alle ins Wasser gestürzt. Sie waren mehr als achthundert. Er war ein sehr guter Schwimmer und hatte den neunmonatigen Säugling an seine Brust unter den Pullover gesteckt. Dann hatte er mit einer Hand seine Frau gepackt, mit der anderen den dreijährigen Sohn. Er schwamm auf dem Rücken, versuchte verzweifelt, sich über Wasser zu halten. In Erwartung der Rettungsboote, die nicht kamen. Ein zermürbendes Warten.

Plötzlich hatte er gespürt, wie ihm mit einem Mal die Luft wegblieb, die Wellen immer höher und die Strömung immer stärker wurden. Er musste eine Wahl treffen. Eine endgültige Wahl, von der er wusste, dass sie nicht rückgängig zu machen war. Zwischen Leben und Tod schwebend, musste er überlegen, berechnen, abwägen und dann entscheiden. Wenn er so weiterschwamm, würden sie alle vier untergehen, ertrinken, sterben. Also hatte er es schließlich getan: Er hatte die rechte Hand geöffnet und die Hand seines Sohnes losgelassen. Er hatte ihn untergehen sehen, langsam, für immer.

Während des Erzählens hörte er nicht auf zu weinen, und auch ich konnte die Tränen nicht zurückhalten. Ich besaß nicht die nötige Kälte, um mich zu beherrschen. Ich fühlte mich überwältigt. Ein Arzt sollte sich nicht mit Tränen in den Augen sehen lassen, aber manchmal schaffe ich es einfach nicht. So viel Leid kann einen nicht kaltlassen. Was diesen Mann quälte, war die Tatsache, dass wenige Minuten später der Rettungshubschrauber kam: »Wenn ich nur ein bisschen länger ausgehalten hätte, dann wäre mein Sohn jetzt hier bei uns. Das werde ich mir nie verzeihen.«

Eine andere Frau hatte ein zweijähriges Mädchen im Arm. Es sagte laufend »drun drun«, die Mutter erklärte uns, dass die Kleine Wasser wollte, aber nicht trinken konnte, weil sie alles erbrach. Mit viel Mühe konnten wir ihr eine Infusion legen. Die Frau erzählte uns, ihr Mann sei in Libyen geblieben. Sie hatten nicht genug Geld, um sich zu dritt einzuschiffen, und so hatte er beschlossen, sie beide vorauszuschicken. Von ihm hatten sie nichts mehr gehört.

Ein Student, der unter den Überlebenden war, erzählte mir, dass während der Überfahrt eine schwangere Frau die Wehen bekommen habe. Man fragte, ob ein Arzt an Bord sei. Es hatten sich sieben gemeldet, und sie begleiteten die Geburt. Gleich darauf war das Boot gekentert, wahrscheinlich, weil viele herbeigekommen waren, um das Neugeborene zu sehen, und so eine verhängnisvolle Schieflage entstanden war.

Am nächsten Morgen kam ein Patrouillenboot der Finanzpolizei nach Lampedusa. Am Landungssteg diesmal keine Überlebenden, sondern einundzwanzig Leichen, die wie immer in den grünen Säcken auf der Mole Favaloro abgelegt wurden. Und wie immer ging ich, bevor ich die Säcke öffnete, um jeden einmal herum, um mir Mut zu machen. Unter den einundzwanzig Opfern waren vier Kinder, Jungen und Mädchen. Sie waren wunderschön, es sah aus, als schliefen sie. Ich kann nur wiederholen: Die Leichenschau ist jedes Mal eine dramatische Angelegenheit, aber bei Kindern ist sie herzzerreißend. Ich kam noch niedergeschlagener nach Hause als am Tag zuvor.

Dieser Schiffbruch ganz in unserer Nähe förderte unaufhörlich Leichen zutage. Keine Nummern. Körper, Geschichten von ganzen Familien, die immer mehr ihrer Kinder verloren, obwohl sie vor dem Krieg geflohen waren, gerade um sich zu retten. Als ob Jäger im Dunkeln erbarmungslos in die Masse der Migranten schießen und dabei wahllos töten würden.

Eine Woche später bekam ich einen Anruf. Es war ein Syrer, der sehr gut Italienisch sprach. Er hatte mich ausfindig gemacht, indem er alle Bartolos auf Lampedusa anrief. Er fragte mich, ob ich unter den Opfern oder den Überlebenden seinen Bruder gefunden habe: Er war mit seiner Frau und vier Kindern auf dem gekenterten Boot gewesen. Er war Arzt und betrieb mit sechs Kollegen eine Klinik. Mit ihnen war er aus Syrien nach Libyen geflohen, und dort hatten sie sich eingeschifft. Sieben Ärzte: das mussten die sein, von denen der Student mir anlässlich der Geburt auf See erzählt hatte. Ein paar Tage später schickte er mir Fotos des Bruders, der Schwägerin und der Kinder. Auf einer der Aufnahmen erkannte ich das Mädchen, das in einem der vier Säcke gewesen war. Da rief ich in Porto Empedocle und in Malta an, in der Hoffnung, sie könnten mir sagen, dass jemand gerettet worden war. Aber die Antwort war leider immer dieselbe.

Stolz auf das Erreichte

Nach den ersten drei Jahren Gymnasium verließ ich Trapani. Meine Schwester Enza hatte einen Militär der Küstenwache Lampedusa geheiratet, der nach Syrakus versetzt worden war, und so wohnte ich nun bei ihnen. Das war eine große Erleichterung. Endlich war ich nicht mehr allein.

Wenn ich von der Schule nach Hause kam, hatte Enza das Mittagessen bereitet. Wir saßen alle zusammen am Tisch, was mir eine enorme Freude bereitete. Aber auch dort, in meiner neuen Stadt, hatte ich das große Bedürfnis, das Meer zu sehen. Ich aß zu Mittag, und dann, wie von einem unwiderstehlichen Drang getrieben, ging ich aus dem Haus und machte einen sehr langen Spaziergang bis zur Mole des großen Hafens.

Dort verweilte ich stundenlang, beobachtete die Krebse, die Boote und dachte an meine Welt, die mir so sehr fehlte. Das war ein Ritual geworden, ohne das ich nicht auskam. Ich ging auch hinaus, wenn es regnete oder sehr kalt war, und sogar wenn ich einen Anflug von Fieber hatte.

Ab und zu machte meine Schwester mir Vorwürfe: »Pietro, so holst du dir eine Erkältung. Was soll ich denn dann der Mama sagen?« Im Grunde aber verstand Enza mich. Auch ihr fehlte Lampedusa. Sie wusste, dass ich nicht auskommen konnte, ohne den Geruch des Meeres zu atmen, ohne seine urwüchsige Kraft zu spüren.

Ich ging gern auf die Mole, auch wenn das Meer aufgewühlt war. Das Tosen der Wellen, die an den Wellenbrechern aufschäumten, gab mir Energie. Wenn ich dann gut durchgelüftet war, kehrte ich nach Hause zurück und lernte bis spät in die

Nacht, in Erwartung des Sommers und der großen Schulferien.

Mit vierzehn hatte ich wie alle meine Freunde, die *nuota e voga* genannte Prüfung gemacht, eine Art Seetauglichkeitsprüfung, die man brauchte, um sich auf Fischerbooten einzuschiffen. Ich bestand das Examen auf Anhieb, aber das war bei den Jungen aus Lampedusa normal. So verließ ich die Schule einen Monat vor Ferienbeginn. Da ich gute Noten hatte und strebsam war, erlaubten mir die Lehrer, früher nach Hause zu fahren. Und aus demselben Grund kehrte ich einen Monat später in die Schule zurück. Den Sommer über fuhr ich bei meinem Vater mit. Ja, ich stieg von dem Schiff, das mich nach Lampedusa brachte, direkt um auf den Fischkutter meines Vaters. Vier Monate auf See. Oft fischten wir auch nachts. Ich war Hilfsmotorist und kümmerte mich um das Beiboot. Ich wurde bezahlt wie die Erwachsenen. Die Einnahmen wurden in gleiche Teile geteilt, und je nach der Aufgabe, die einer in der Mannschaft hatte, bekam er einen oder mehr Teile. Natürlich gab ich das, was ich verdiente, meinem Vater. Mir den Schulbesuch zu finanzieren, kostete viel, und ich musste etwas dazu beitragen.

In den ersten Jahren litt ich schrecklich unter Seekrankheit. Ich erbrach mich in einem fort. Ich suchte mir die entlegensten Winkel des Bootes, weil ich mich schämte, aber vor allem wollte ich meinem Vater nicht das Gefühl geben, dass ich schwach war, nicht genug Mut hatte. Eines Tages jedoch gestand ich es meiner Mutter. Und sie machte mir einen Sud aus Rotwein, in dem sie dreißig rostige Nägel kochte: Man meinte, das »stähle« den Magen. Das Ergebnis war, dass ich betrunken wurde. Man brachte mich auch zu einer Alten im Dorf, einer Art Hexe. Sie betete, besah mich, vermaß meinen Kopf, die

Schultern, das Becken. Nach einer Weile wurde ich gesund. Ich litt nicht mehr an Seekrankheit und brauchte mich nicht mehr zu schämen.

Eines der ersten Male, als ich im Beiboot der *Kennedy* fuhr, war ein etwas älterer Junge bei mir. Bei dem Versuch, den Motor anzuwerfen, wickelte sich das Antriebskabel um seine Hand. Ich sah, wie zwei seiner Finger glatt abgeschnitten wurden und das Blut nach allen Seiten spritzte. Einiges davon bekam ich auch ins Gesicht. Ich konnte es nicht aufhalten. Eine schreckliche Szene. Ich schaltete den Motor aus und rief gleich um Hilfe. Doch dabei beließ ich es nicht. Ich nahm das Antriebskabel und wickelte es ihm um den Arm, um die Blutung zu unterbinden. Mein Kamerad verlor die zwei Finger, aber noch heute dankt er mir, dass ich verhindert habe, dass er den ganzen Arm verliert. An diese improvisierte Erste-Hilfe-Aktion musste ich Jahre später mit einem Hauch von Wehmut denken, als man uns an der Universität den Gebrauch des Stauschlauchs vorführte.

In Syrakus kam ich in eine gemischte Klasse. Bis dahin hatte ich nur Jungen als Mitschüler gehabt. Ich wurde in die erste Reihe gesetzt, weil ich klein war, und neben mir saß ein Mädchen, Rita. Sie war wunderschön. Ich machte ihr sofort den Hof, aber sie wies mich ab, ja, meine ständigen Versuche, sie zu erobern, waren ihr lästig. Da ich aber sehr dickköpfig war, gab sie am Ende nach und nannte als Grund dafür, dass ich sie zum Lachen brachte, dass sie mich lustig fand.

Rita wohnte in einem Gebirgsdorf, Ferla, im Dialekt *A Fèrra*, ein Örtchen rings um eine kleine Festung. Eines Sonntagnachmittags lieh ich mir einen Motorroller aus und

fuhr mitten im Winter, bei Kälte und Nebel los, fuhr kilome-
terweise Kurven, bis ich nach einer Zeit, die mir ewig erschien,
in dem Ort ankam.

Dank der Hinweise, die Freunde mir gegeben hatten, fand
ich die Straße, in der Rita wohnte. Ich sah sie hinter dem Fens-
ter. Sie stickte. Sie erschien mir noch schöner. Sobald sie mich
erblickte, lief sie davon. Ich fasste mir ein Herz und klopfte.
Die Mutter machte mir auf. Ich wusste nicht, was ich sagen
sollte, aber nun war ich einmal da, und ich hatte keinerlei Ab-
sicht, wegzugehen. Ich konnte diese Gelegenheit nicht verstreichen lassen. Ich stellte mich vor und sagte, dass ich ihre
Tochter liebe und um die Erlaubnis bitte, mich mit ihr zu ver-
loben. Sie bat mich herein. Auch eine Tante war anwesend. Sie
musterte mich mit einem Blick, den misstrauisch zu nennen
stark untertrieben gewesen wäre. Sie nahm diejenige, die meine Schwiegermutter werden sollte, beiseite und sagte zu ihr:
»Ist das der aus Lampedusa? Pass auf, das sind alles Wilde.«
Als ob ich aus einer anderen Welt käme.

Für sie war Lampedusa tatsächlich eine andere Welt: Es war
Afrika, nicht Italien, und schon gar nicht Sizilien. Doch das
Misstrauen hielt nicht lange vor. Bald liebten sie mich wie einen Sohn, und von da an wurde Rita die Gefährtin meines Lebens, Mutter meiner drei Kinder Grazia, Rosanna und Giacomo, und vor allem die Frau, die meine Freuden teilt, wenn ich
nach Hause komme, nachdem ich eine Frau entbunden oder
ein Kind verarztet habe, und die mein Leiden lindert, wenn
ich, wie es immer häufiger der Fall ist, mit dem Tod unschuldi-
ger Opfer konfrontiert bin.

Nach dem Abitur gingen Rita und ich zum Medizinstudium nach Catania. Und da ich keine Zeit verlieren und vor allem meinem Vater nicht unnütz auf der Tasche liegen durfte, zwang ich sie, wie ich ständig über den Lehrbüchern zu sitzen. Wir lernten in einem Raum, der der Universität gehörte, wir legten gemeinsam unsere Prüfungen ab und promovierten am selben Tag. Den Tag der Verleihung der Urkunde werde ich nie vergessen. Die Augen meiner Mutter und meines Vaters, ihre Freude über das Erreichte, das sie für so viele Opfer entschädigte. Ihr Junge war Doktor. Mit stolz erhobenem Kopf konnten sie nun bezeugen, dass das Wenige, das man verdiente, indem man Tag und Nacht mit Fischen zubrachte, ausreichend war, um sieben Kinder zu ernähren und eins davon bis zur Doktorwürde zu bringen.

Natürlich war ich auch stolz, weil ich ihnen gezeigt hatte, dass ihre Opfer nicht vergeblich gewesen waren, dass sie die Wette, in der sie alles einsetzten, gewonnen hatten. Und ich denke jedes Mal daran, wenn ich an der Mole diejenigen ankommen sehe, die mit einem verwaltungstechnischen Ausdruck »unbegleitete Jugendliche« genannt werden. Diese vielen jungen Leute, die hierherkommen, um die Hoffnungen ihrer Familien zu verwirklichen.

Einmal erzählte mir ein Journalist, dass er, als das Mittelmeer noch nicht in Flammen stand, auf der anderen Seite gewesen sei, in vergessenen Dörfern mitten im Nichts, um die Geschichten der Familien zusammenzutragen und zu erzählen, die diese jungen Leute in ihrer Heimat zurückgelassen hatten. Familien, die in Hütten aus Lehm und Ziegeln auf Nachricht von ihren Lieben warteten, tage- und wochenlang, auch monatelang. Familien, denen oft nur Fotos blieben, nebeneinander an die Lehmwände geklebt, mit den lächelnden Gesichtern derer, die häufig wenig mehr als Kinder waren und die aus diesem Meer nur in einem Sarg wieder auftauchten. Fotos, über denen blutjunge Ehefrauen, die mit ihren Neugeborenen allein geblieben waren, Tränen vergossen. Über denen Mütter verzweifelten, die ihre Kinder hatten aufbrechen sehen.

Gespenstische Dörfer, wo nur Alte, Frauen und Kinder zurückgeblieben sind. Als ob der Krieg über sie hinweggezogen wäre. Aber in diesem Fall hatte der Krieg nichts damit zu tun: Es war eine absolute Armut, die es unmöglich machte, die Kinder satt zu bekommen. Wenn ich daher höre, wie in vielen Talk-Shows der Unterschied zwischen Wirtschaftsmigranten und Flüchtlingen gemacht wird, packt mich die Wut und ich könnte alles kurz und klein schlagen.

In diesen Dörfern gibt es aber auch solche, die voller Stolz von ihren Kindern erzählen, die fortgezogen sind, die die Gefahr auf sich genommen und ein besseres Los gefunden haben, ja, in manchen Fällen sogar zurückgekommen sind, um die »Investition zurückzuzahlen«, das Erreichte zu teilen.

Auf der Mole sehe ich viele von diesen Jungen. Ich treffe sie im Aufnahmezentrum und auch im Ort. Wenn sie das Lager für einen Spaziergang verlassen, achten sie immer sehr darauf, nicht zu stören, keinen Anstoß zu erregen. Das tun sie vor allem, wenn sie an den Strand gehen. Sie halten sich fern von den Touristen, als hätten sie Angst, sie zu belästigen.

Eines Tages zu Beginn des Sommers sah ich eine Gruppe von ihnen auf der Guitgia, dem herrlichen Strand nah beim Ort, der viel von Familien mit Kindern besucht wird. Sie waren etwa dreißig. Sie hielten Abstand, saßen alle zusammen auf einem Felsen.

Es fällt mir schwer zu glauben, dass sie keinen Hass auf dieses Meer empfinden, auf dem sie schreckliche Tage zugebracht haben, das ihre Freunde, ihre Familienangehörigen verschluckt hat, das sie von ihrer Heimat trennt. Doch dann denke ich, dass dieses Meer sie letztlich vor dem Tod errettet hat, vor Krieg und Hunger, und ihnen eine Hoffnung gegeben hat.

Zu der Gruppe gehörte ein schöner junger Mann, groß gewachsen und schlank. Er hielt sich abseits. Allein, separat von den anderen. Er beobachtete die Mütter am Strand, die mit ihren Kindern spielten, und weinte. Ich ging zu ihm und fragte ihn, wie alt er sei. »Achtzehn«, antwortete er mir. Er erzählte mir, er sei von Ghana aus aufgebrochen. Dann begann er zu schluchzen: »Mir fehlt meine Mutter! Als ich losfuhr, war ich froh. Ich hatte die Reise mit meinen Freunden geplant. Man hatte uns gesagt, Europa sei wunderschön. Dass wir hier Arbeit finden und Geld verdienen würden, so dass wir eines Tages nach Hause zurückkehren und unseren Familien ein besseres Leben ermöglichen könnten. Aber wir haben Höllenqualen ausgestanden. Die Überfahrt war schrecklich, und vor allem weiß ich jetzt nicht, wohin ich gehen soll. Was wird mit uns geschehen, wenn man uns von hier wegbringt? Wo werden wir landen? Ich habe Angst.« Er war verzweifelt. »Du bist der Doktor, der an der Mole war, stimmt's?«

Ich antwortete, ja, das sei ich. Ich erinnerte mich nicht an ihn, ich untersuche so viele Leute, dass ich mir niemals all ihre Gesichter merken kann.

»Dann bist du eine wichtige Person?«

»Warum fragst du mich das?«

»Wenn du eine wichtige Person bist, kannst du mir vielleicht helfen. Ich will zurück zu meiner Mutter und zu meiner Familie. Bitte, kannst du mir helfen?«

Er sprach unter Schluchzen mit mir. Ich wusste nicht, was ich ihm sagen sollte. Das war mir noch nie vorgekommen, dass jemand mich bat, zurückkehren zu dürfen, und ich hatte keine Idee, was ich machen könnte. Ich ließ mir seinen Namen geben, erklärte ihm aber, dass es nicht in meiner Macht liege, ihn nach Ghana zurückzuschicken: Ich war bloß ein Arzt, kein mächtiger Mann. Ich versprach ihm nur, dass ich mit jemandem sprechen würde, der sich mit diesen Dingen befasste. Er verstand, war aber sehr enttäuscht. Er hatte gehofft, dass ich ihm helfen könnte. Auch ich war enttäuscht, machtlos angesichts eines solchen Ansinnens. Ich versuchte, ihn zu beruhigen, bald würde sich alles regeln. Er glaubte nicht einen Augenblick daran. Als ich ihn verließ, weinte er noch immer.

Jungen, die ihre Schwäche zeigen, und andere, die ihren Kampf durchfechten, ohne je nachzugeben, es mit den schlimmsten Widrigkeiten aufnehmen.

Eines Tages legte ein Patrouillenboot an der Mole an. Nachdem alle Migranten ausgestiegen waren, ging ich mit einigen Helfern an Bord, weil da ein junger Mann war, der sich nicht bewegen konnte. Er mochte fünfundzwanzig Jahre alt sein, nicht mehr. Er war gelähmt, konnte die Beine nicht bewegen. Wir fragten uns, wie es zu der Paralyse gekommen war, vor allem aber, wie er unter diesen Umständen die Reise auf sich hatte nehmen können.

Wir hoben ihn hoch, um ihn vom Boot zu bringen, wollten ihn in einen Rollstuhl setzen, als wir von lauten Schreien hinter uns aufgehalten wurden. »Halt, halt!« Es war ein anderer Migrant, jünger, der auf Englisch rief und gestikulierte, um sich verständlich zu machen: »Lasst ihn in Ruhe!«

Er kam zu uns, mit einer raschen Bewegung nahm er den Gefährten auf die Schultern und stellte sich zu den anderen in der Schlange auf der Mole. Verwundert sah ich die Helfer an, die bei mir waren, dann bat ich den interkulturellen Mediator, mit ihm zu reden. So erfuhren wir seine Geschichte.

Die beiden waren Brüder. Sie waren gemeinsam von Somalia aus aufgebrochen. Der Ältere, Mohammed, war in einem Feuergefecht in seinem Ort verletzt worden und gelähmt geblieben. Trotzdem hatte er beschlossen, mit Hassan, dem jüngeren Bruder, zu fliehen und zu versuchen, nach Italien zu kommen.

Hassan hatte Mohammed während der ganzen Reise auf den Schultern getragen. Zusammen hatten sie die Wüste durchquert, waren nach Libyen gekommen und hatten sich schließlich eingeschifft. Mehrfach waren sie von den Menschenhändlern verspottet worden, und Hassan lief auch Gefahr, getötet zu werden, weil er so hartnäckig daran festhielt, den Bruder nicht aufzugeben, aber er hatte ihn auch nicht einen Moment allein gelassen. Und er wollte ihn auch jetzt, da sie in Sicherheit waren, nicht loslassen. Praktisch lebten sie in Symbiose. Hassan war erschöpft, ließ sich das aber nicht anmerken, ja, er tröstete Mohammed, der den Kopf auf seine Schulter gelegt hatte.

Ein paar Tage später sah ich sie wieder, als sie auf das Schiff warteten, das sie von Lampedusa wegbringen würde. Hassan sah mich an und machte eine Gebärde, wie um zu sagen: »Sehen Sie, Doktor, wir beide sind autonom, wir brauchen niemanden.«

Ich betrachtete sie. Es war wirklich so, sie waren eins, wie ein einziger Körper mit zwei Köpfen, ein einziges Wesen.

Ich dachte an die Worte von Martin Luther King, die die

beiden zum Glück zu widerlegen schienen: »Wir haben gelernt, die Luft zu durchfliegen wie die Vögel und das Meer zu durchschwimmen wie die Fische, aber nicht die einfache Kunst, als Brüder zusammenzuleben.« Mohammed und Hassan waren die Verkörperung der Bruderliebe, der Hingabe, des Opfermuts, des Sich-vollständig-Verschenkens. Ein Sinnbild grenzenlosen Altruismus.

Rückkehr nach Lampedusa

Nachdem wir unser Studium abgeschlossen hatten, heirateten Rita und ich. Im Mai 1984 wurde Grazia geboren, unsere erste Tochter. Rita wurde Hämatologin, ich Gynäkologe. Aber die Fachausbildung hat uns viele Opfer abverlangt. Wir ließen unsere Tochter bei meinen Schwiegereltern in Ferla und sahen sie nur am Wochenende. Oft fuhr ich von Ferla nach Porto Empedocle, auf Straßen, die wenig mehr als Feldwege waren, in einem Cinquecento, der mir wie ein Ferrari vorkam. Dort nahm ich das Schiff nach Lampedusa, wo ich eine kleine Praxis eröffnet hatte. Und am nächsten Tag kehrte ich zurück.

Ritas Familie war wie meine eigene geworden. Mein Schwiegervater, Ciccio, besaß ein großes Stück Land weitab vom Ortskern. Er baute Weizen an, er hatte Kühe und produzierte Milch, Ricotta und Käse. Jedes Jahr brachte er Kälber auf den Viehmarkt und verkaufte sie. So verdiente er sich den Lebensunterhalt für Frau und Kinder.

Bevor ich Rita kennenlernte, war das eine unbekannte Welt für mich. Ich lernte schnell, dass das Leben eines Bauern, eines Viehzüchters nicht weniger schwer ist als das eines Fischers. Die Kühe mussten jeden Tag gemolken werden, es gab keine Sonn- oder Feiertage. Jeden Tag bei Morgengrauen, der Mond stand noch am Himmel, machte Ciccio seinen Maulesel Bertoldo bereit. Er lud die Körbe mit dem Essen auf, das meine Schwiegermutter für ihn gekocht hatte, und machte sich auf den Weg. Bei gutem Wetter brauchte er zweieinhalb Stunden, um zu seinem Stück Land zu kommen. Bei Regen hingegen wurde die Reise zu einem beschwerlichen Unternehmen. Steile Pfade und drei zu durchquerende Täler. Jeden Tag, den Gott werden ließ, auch mit Fieber. Ciccio hatte einen großen Schirm bei sich, um sich vor dem Regen zu schützen, aber der reichte nicht. Er musste zwei Flüsse überschreiten, die im Winter Hochwasser führten, und das Wasser drang überall ein. Manchmal schlief er vor Müdigkeit auf dem Maulesel ein. Aber Bertoldo kannte den Weg und brachte ihn immer an sein Ziel.

Wenn er bei Frost unterwegs war und die Kälte ihm bis auf die Knochen drang, kam er mit aufgerissenen Händen nach Hause. Klaffende und blutende Wunden an den Fingergelenken. Meine Schwiegermutter richtete einen Löffel Olivenöl für ihn her. Er erhitzte das Öl bis zum Siedepunkt und träufelte es dann langsam in die Wunden. Eine nach der anderen. So brachte er sich tiefe Verbrennungen bei, die halfen, die Risswunden zu vernarben. Das war eine äußerst qualvolle Prozedur, und wenn er sich ihr unterzog, verzerrte sich sein Gesicht zu einer schrecklichen Grimasse des Schmerzes.

Er kam immer in der Dämmerung heim, und nach dem Abendessen warf er sich erschöpft aufs Bett. Für ihn gab es keine Zerstreuungen, Ferien oder Pausen: Arbeit, nichts als Arbeit.

Im Sommer, wenn ich nicht nach Lampedusa zurückfuhr, ging ich mit meinem Schwiegervater auf sein Stück Land. So lernte ich, Weizen zu ernten. Wir banden die Garben zusammen, legten sie auf das Maultier und brachten sie auf die Tenne. Den Weizen, den wir daraus gewannen, brachten wir ins Dorf. Einen Teil verkauften wir, den anderen hoben wir in der Vorratskammer auf. Alle drei Wochen füllten wir den Weizen in Säcke und übergaben sie dem Müller, der uns dann Mehl und Kleie brachte. Letztere verfütterte mein Schwiegervater an Hühner und andere Tiere. Mit dem Mehl hingegen backte meine Schwiegermutter im Holzofen Brot. Ich lernte auch, den Teig zu kneten, und wenn wir das Brot aus dem Ofen holten, schnitt ich dicke Scheiben davon ab, träufelte Öl und streute Salz darauf. Nie wieder habe ich so gutes Brot gegessen: Es hatte einen schweren, erdigen Geruch. Ich lernte Kühe melken und sogar Ricotta machen, in einem langwierigen und komplexen Verfahren. Es war eine faszinierende Welt.

Ciccio brachte mich wieder mit den Füßen auf den Boden, indem er mir vorführte, wie viel Mühe all das bedeutete.

Wenn unser Land abgegrast war, mussten wir die Tiere anderswohin bringen, in ein großes Tal im Niemandsland. Das geschah jedes Jahr zur gleichen Zeit. Das war die Transhumanz. Mein Schwiegervater füllte die Körbe mit Essen, das für einen Monat gereicht hätte. Mit Bertoldo ging er die Tiere holen, sie setzten sich in Bewegung, und nach anderthalb Tagen waren sie am Ziel. In dem Tal gab es nichts, nicht einmal eine Hütte. Ciccio schlief unter freiem Himmel, umringt von seinen Kühen, um wenigstens etwas Wärme zu haben. Mutterseelenallein. Tagsüber unter der sengenden Hitze, nachts mit Feuchtigkeit in den Kleidern.

Manchmal, wenn ich während der Transhumanz nach Ferla kam, ließ ich mir von meiner Schwiegermutter frisch gebackenes Brot und Beilagen geben und ging Ciccio besuchen. Stundenlang saß ich bei ihm, und wir unterhielten uns. Er war ein weiser Mann. Er hatte sein Leben lang gearbeitet, um seiner Familie ein anständiges Leben zu ermöglichen, und zu dieser Familie gehörte auch ich. Er hat mich nie als Schwiegersohn betrachtet: Für ihn war ich das dritte Kind, und dafür bin ich ihm für immer dankbar.

In Catania waren wir eine Gruppe von aufstrebenden, vor allem aber passionierten und motivierten jungen Ärzten. Wenn ich geblieben wäre, wenn ich mehr Zeit für Weiterbildung gehabt hätte, hätte ich vielleicht auch Karriere machen können. Die anderen sind alle Chefärzte geworden. Aber ich hatte keine Zeit mehr. Ich musste arbeiten, Geld verdienen. So kamen wir nach Syrakus, wo ich in einer Privatklinik eine Anstellung gefunden hatte. Dann die Entscheidung – hart vor allem für Rita –, nach Lampedusa zu ziehen. Wo wir beide leicht Arbeit finden würden.

In Wirklichkeit wollte ich auf meine Insel zurückkehren, weil alles dort seinen Anfang genommen hatte und ich einfach zurückmusste. Denn ich wollte der Arzt für die Lampedusaner sein. Einer von ihnen. Und weil es so viel zu planen, zu verbessern, aufzubauen gab. Für Rita war das anders. Schon allein sich an den Gedanken der Insel zu gewöhnen, war nicht leicht. Wenn man nicht dort geboren ist, fällt es schwer, die Dimensionen, die Rhythmen, die Logik des Insellebens zu begreifen. Denn Lampedusa ist schön im Sommer, im Winter aber wird es leicht ein Käfig, dem man bloß entfliehen möchte. Und wenn man Kino, Theater und Musik liebt, ist man zu einer Art intellektuellem Exil gezwungen. Und da war auch noch ein anderer, wesentlich wichtigerer Grund. Rita wusste ganz genau, dass unsere Kinder dazu verurteilt sein würden fortzugehen, um weiterführende Schulen zu besuchen, sich vorzeitig von uns würden trennen müssen. Und für sie war das sehr schwer zu akzeptieren.

Insbesondere ein Ereignis ließ mich das Bedürfnis verspüren, »nach Hause« zurückzukehren. Das war der 15. April 1986. Damals arbeitete ich in einer Privatklinik in Catania. Ich war Assistent des Chefarztes, und wir hatten eben einen Kaiserschnitt beendet. Plötzlich sah ich durch die Glasscheibe des Operationssaals den besorgten und angstvollen Blick einer der Verwaltungsangestellten.

Sie machte mir Zeichen, ich solle hinauskommen, ich fragte den Chefarzt, ob ich mich entfernen könne, und ging zu ihr. »Herr Doktor, in Lampedusa muss etwas Ungewöhnliches passiert sein«, sagte sie. »Kommen Sie und schauen Sie, es gibt eine Sondersendung.« Enrico Mentana, der die Sendung moderierte, verkündete: »Nach Berichten aus Rom hat ein libysches Patrouillenboot aus einer Entfernung von vier Meilen einige Schüsse auf Lampedusaner Telekommunikationsanlagen abgefeuert, die derzeit von den Amerikanern genutzt werden.«

Ich versuchte sofort zu Hause anzurufen, aber es war immer besetzt. Endlich kam am anderen Ende der Leitung das Freizeichen. Meine Mutter war dran.

»Mama, was ist passiert?«, fragte ich äußerst besorgt.

»Wir haben ein Donnern gehört«, antwortete sie, »aber man versteht nicht, was los ist.«

Mit dem nächsten Flugzeug erreichte ich die Insel. Es war kein Patrouillenboot gewesen, das geschossen hatte. Wenige Minuten vor 17 Uhr des 15. April hatte der damalige libysche Staatschef Gaddafi den Abschuss zweier Raketen angeordnet, die die Basis Loran der amerikanischen Küstenwache auf Lampedusa treffen sollten. Es handelte sich um die Vergeltung für einen massiven Luftangriff der USA auf Tripolis. Zum Glück waren die libyschen Raketen ins Wasser gefallen und hatten bei den Lampedusanern nur große Angst ausgelöst.

Schon bei dieser Gelegenheit bat mich der Bürgermeister, nach Lampedusa zurückzukehren und ein Amt zu übernehmen. Das tat ich zwei Jahre später. 1988 wurde ich Mitglied des

Stadtrats. Ich wurde Zweiter Bürgermeister und Assessor für das Gesundheitswesen. Das war eine der intensivsten Zeiten in meinem Leben. Damals konnten wir durchsetzen, dass wir zunächst ein Ambulanzflugzeug bekamen und dann den Erste-Hilfe-Hubschrauber. Bis dahin gab es nur einen ärztlichen Notdienst und ein paar Fachärzte, die Privatpraxen eröffnet hatten. Nach und nach konnten wir unser Ambulatorium und eine Erste-Hilfe-Station einrichten, damals konnte ich noch nicht absehen, wie fundamental sie sein würden. Das Amt als Zweiter Bürgermeister füllte ich fünf Jahre lang aus, mein Kampf für die Verbesserung des Gesundheitswesens auf Linosa und Lampedusa hält an.

Grazia war zwei Jahre alt, als wir nach Lampedusa zogen. Rita hatte eine Stelle als Leiterin eines Analyselabors gefunden. Eine Gelegenheit, die man sich nicht entgehen lassen durfte: Es war das einzige Labor auf der Insel, die Inhaber mussten nach Agrigent zurück. Die Leitung musste neu besetzt werden.

Als meine Frau eines Abends der Familie unsere Entscheidung mitteilte, zuckte ihre Mutter zusammen, sagte aber nichts. Ein paar Minuten später hörten wir, wie aus dem Schlafzimmer Schluchzen kam. Sie weinte bitterlich. Wir nahmen ihr, ich nahm ihr eine Tochter weg. Nicht Rita, wie man hätte denken können: Wir nahmen ihr Grazia weg. Sie hatte sie großgezogen, hatte sie ernährt und gehätschelt, sie hatte ihr jeden Moment ihrer Zeit gewidmet, während wir zunächst zum Studium in Catania, dann zum Arbeiten in Syrakus gewesen waren. Wir fügten ihr einen schlimmen Schmerz zu. Was sollte sie anfangen ohne ihre Kleine, ihre *picciridda*, was sollte sie anfangen ohne ihr Mädchen?

Am Tag der Abreise von Ferla, das Auto voll beladen mit Gepäck, verabschiedeten wir uns von allen. Wir waren sehr spät dran, und es bestand die Gefahr, dass wir nicht rechtzeitig in Porto Empedocle sein würden, um das Schiff nach Lampedusa zu erreichen. »Mama«, rief Rita. Stille. »Mama, es ist spät.« Stille. Wir suchten sie überall, in sämtlichen Zimmern, im Garten, auf der Straße. Nichts. Sie war von zu Hause weggegangen. Sie ertrug die Vorstellung dieses Abschieds nicht. Es war, als hätten wir Grazia ihren Armen entrissen. Wir fuhren los, ohne uns von ihr verabschieden zu können. Für Rita war die Fahrt nach Porto Empedocle eine Tragödie. Sie weinte im Stillen, um Grazia nicht zu erschrecken. Sie war dabei, ihre Heimat zu verlassen, ihre Wurzeln, ihre Familie, für immer.

Meine Frau kannte Lampedusa sehr gut, als Verlobte waren wir öfter hier gewesen, um meine Familie zu besuchen. Als das Schiff im Hafen anlegte, wurde sie von tiefer Traurigkeit erfasst. Meine ganze Familie war da, um uns zu begrüßen, sie aber war wie ausgewechselt. Die Augen erloschen, die Stimme leise. Meine Schwestern waren besorgt. »Was ist los, Rita? Geht's dir nicht gut? War die Reise beschwerlich?« Sie brachte kein Wort heraus.

Der Umzug fand im Sommer statt, und mit uns brach ein befreundetes Paar aus Catania auf, das die Ferien in Lampedusa verbringen wollte. Als der Moment des Abschieds kam, bat Rita in fast flehentlichem Tonfall: »Ihr kommt wieder, nicht wahr? Ihr lasst uns nicht allein hier. So weit ist Lampedusa ja nicht. Man braucht nur ein Flugzeug zu nehmen ...« Das war eine Art der Selbstvergewisserung, dass wir nicht aus der Welt waren.

An Sonntagen im Winter bat Rita mich gelegentlich, einen Ausflug mit dem Auto zu unternehmen. Wir fuhren zum Capo

Ponente. Dann fuhren wir zur Cala Francese. Und dann zum Capo Grecale. Und basta. Sonst konnte man nirgendwohin fahren. Man konnte die Insel zehn Mal umrunden, mehr war da nicht. Rita krampfte sich das Herz zusammen, und ich spürte das. In solchen Augenblicken bereute ich es, sie zum Umzug hierher bewogen zu haben. Und ihr Blick erlosch noch mehr, wenn wir das Flugzeug nahmen, um nach einem Besuch bei ihrer Familie von Sizilien nach Hause zurückzukehren. Wenn die Insel am Horizont auftauchte, kam sie ihr wie ein zu klein geratenes Zipfelchen Land vor.

Ihre einzige Ablenkung war die Arbeit. Die Leitung des Labors war von Anfang an eine schwere Aufgabe. Das waren noch andere Zeiten damals. Die Proben mussten jede einzeln analysiert werden. Es dauerte ganze Tage, bis man die Ergebnisse hatte, und es war kein einfaches Verfahren. Rita fühlte sich noch schuldiger als in Syrakus. Sie verbrachte zu wenig Zeit mit Grazia, und das belastete sie sehr.

Dann, eines Samstagmorgens lächelte das Leben ihr erneut zu. Sie war gerade beim Wäscheaufhängen, als das Telefon läutete. Es war ihre Mutter. »Rita, dein Vater ist jetzt in Pension, und wir haben gedacht, wir ziehen auch nach Lampedusa, wenn es dir recht ist. So bin ich für Grazia da, und du kannst in Ruhe arbeiten.« Meine Frau machte einen Luftsprung, als ob sie im Lotto gewonnen hätte. Sie tanzte durchs Haus. Sie lachte und weinte gleichzeitig. Endlich würde sie sich weniger allein fühlen.

Das Glück währte jedoch nicht lang, und es geschah das, was Rita vorhergesehen hatte, als wir die einschneidendste Entscheidung unseres Lebens trafen.

Grazia war ein Jahr früher eingeschult worden. Als sie zwölfeinhalb war, wurde der Albtraum meiner Frau Wirklichkeit. Unsere Tochter würde uns verlassen, um in Palermo die höhere Schule zu besuchen. Als Rita und ich sie in ein von Schwestern geführtes Internat begleiteten, fing Grazia an zu weinen und ihre Mutter mit ihr. Riesige Räume, in denen die Schülerinnen alle zusammen schliefen. Eine kühle, nein, eine sehr kalte Umgebung. Ein Internat im wahrsten Sinn des Wortes.

Grazia wollte nicht dort bleiben. »Mama, bring mich hier weg, ich will zurück nach Hause!« Es war ein Drama. Wir ließen sie zurück, alle drei mit Tränen in den Augen. Rita weinte vierzehn Tage lang. Kaum kam sie aus dem Labor nach Hause, weinte sie, und je mehr sie mit Grazia telefonierte, umso mehr weinte sie. In der ersten Zeit sahen wir unsere Tochter alle zwei Monate. Dann nur an Ostern, Weihnachten und im Sommer.

Es war eine Qual. Die erste. Denn vier Jahre später war unsere Zweitgeborene dran, Rosanna, die denselben Weg gehen musste. Und nach weiteren vier Jahren auch Giacomo, unser einziger Sohn. Die Trennung war jedes Mal herzzerreißend. »Ich habe keine Tränen mehr«, sagte Rita eines Tages zu mir. »Ich habe sie alle vergossen.«

Einmal im Jahr allerdings herrschte eitel Freude. Gewöhnlich war das am Tag des heiligen Sebastian, des Schutzpatrons von Ferla.

Zusammen mit den Schwiegereltern organisierten wir die Reise von Lampedusa zurück ins Dorf. Zu diesem Anlass kam auch mein Schwager, Ritas Bruder, aus Syrakus zurück in sein Elternhaus. Wir blieben dort alle miteinander ein paar Tage lang.

Meine Schwiegermutter stellte sich an den Herd wie in früheren Zeiten, es war wie eine Reise in die Vergangenheit. Wir verbrachten wunderbare Tage mit Scherzen, Plaudern und Spielen. Groß und Klein. Die trüben Gedanken verflogen, und es blieb nur die Freude, endlich beisammen zu sein. In diesen Augenblicken überlegte ich mir, wie viel Ferla für mich, für uns bedeutete.

Was ein Bürgermeister versteht, nicht aber die »Großen« dieser Erde

Doktor, da ist eine schwangere Frau an Bord, sie hat die Wehen.« Ich lief auf die Mole, und wir brachten sie sofort ins Ambulatorium. Ich untersuchte sie, und da gab es keine Zweifel. Wir mussten sie mit dem Hubschrauber nach Palermo bringen. Wir hier waren nicht imstande, eine Geburt durchzuführen, die mehr als kompliziert zu werden versprach. An der Seite der Frau waren der Ehemann und weitere sieben Kinder. Ich erklärte ihr, dass nicht alle gleich mitfahren konnten, dass sie am nächsten Tag nachkommen würden, sie aber müsse jetzt sofort reisen, sonst würde sie ihr Kind verlieren und ihr eigenes Leben aufs Spiel setzen. Sie wollte nichts davon wissen. Sie erklärte mir, nach allem, was sie durchgemacht hatten, würde sie sich niemals von ihren Kindern trennen, um keinen Preis. Auch der Ehemann konnte sie nicht überzeugen. Ihre Entschlossenheit war ergreifend. Ich wusste nicht, was ich tun sollte, und wir hatten keine Zeit zu verlieren. Es bestand die Gefahr, dass sie uns unter den Händen wegstarb.

Ich setzte alle Hebel in Bewegung. Der Hubschrauber reichte nicht, sie waren zu viele, sie passten nicht hinein. Vor meinem inneren Auge sah ich den Sand unaufhaltsam durch eine Sanduhr rinnen. Als ich schon aufgeben wollte, kam unerwartet eine Lösung: Das Innenministerium stellte ein Flugzeug zur Verfügung. Die Frau hatte gewonnen. Durch ihre Hartnäckigkeit hatte sie ihr Ziel erreicht. Niemand mehr würde ihre Familie trennen. Sie umarmte mich, und ihre scheinbare Härte vergessend, schenkte sie mir ein dankbares Lächeln.

Die ankommenden Familien nicht auseinanderzureißen, ja, die getrennten zusammenzuführen, ist eines unserer Ziele.

Eine Weile nach diesem Vorfall bekam ich einen Anruf. Es war der Bürgermeister eines kleinen Dorfes in den Madonien, Geraci Siculo. Sinnigerweise hieß er mit Vornamen wie ich mit Nachnamen. »Hier spricht Bartolo Vienna«, sagte er zu mir am Telefon, »entschuldigen Sie, wenn ich störe, aber nur Sie können mir helfen.« Das war der Anfang einer Freundschaft, die bis heute währt, bekräftigt vom ganz und gar nicht selbstverständlichen guten Ausgang einer schwierigen Geschichte.

Vierundzwanzig Syrer, Männer, Frauen und Kinder, alles Angehörige derselben Großfamilie, hatten sich gemeinsam in Libyen eingeschifft. Auf See, als man vom Mutterschiff auf kleinere Boote umsteigen musste, hatten die Bootsführer nur einen Teil der Familie an Bord gelassen. Es war nicht genug Platz. Die anderen wurden nach Libyen zurückgebracht. Darunter ein Mädchen, das mit Gewalt von den Eltern getrennt worden war. Zum Glück war ein Onkel bei ihr.

Die erste Gruppe, die die Reise hatte fortsetzen können, war von einem Schiff der italienischen Marine aufgenommen und nach Pozzallo in der Provinz Ragusa gebracht worden und von dort in ein Asylbewerberzentrum in Geraci. Nach einigen Tagen hatten die Eltern, die von ihrer Tochter getrennt worden waren, dem Bürgermeister ihre Geschichte erzählt. Eine Geschichte, die im Übrigen von doppeltem Missgeschick begleitet war: Nicht nur hatten sie ihre Tochter nicht mehr bei sich, auf dem Schiff der Marine waren sie auch noch aller wenigen Habe, die sie besaßen, beraubt worden. Ein unerquicklicher Zwischenfall, der ein juristisches Nachspiel hatte und die Empörung aller Militärs entfachte, die sich tagtäglich auf See abmühen, Menschenleben zu retten.

Dem Onkel, der das Mädchen bei sich hatte, war es zum Glück gelungen, per Handy Kontakt zu ihnen aufzunehmen und ihnen mitzuteilen, dass sie nach Lampedusa gebracht worden waren. Als Bartolo Vienna von der Geschichte erfuhr, suchte er nach einem Kontakt auf der Insel, und man nannte ihm meinen Namen. Ich begab mich sofort ins Aufnahmezentrum und begann nach ihnen zu suchen. Das war nicht leicht, weil in diesen Tagen Hunderte von Flüchtlingen dort waren. Die Syrer waren in Zelten untergebracht, die unter Bäumen aufgeschlagen worden waren, weil im Innern kein Platz mehr war. Mit Hilfe des interkulturellen Mediators erklärte ich den Grund meines Besuchs und beschrieb das Mädchen. Ich konnte es ausfindig machen, und nicht ohne Schwierigkeiten konnten wir eine Verbindung zwischen Lampedusa und Geraci herstellen und die Familie wieder zusammenführen. Sie sind jetzt, erklärte mir Bartolo Vienna ein paar Monate später, in Holland, wenigstens vorläufig. Denn ihre größte Hoffnung ist es, nach Hause, nach Syrien, zurückkehren zu können. Und mit ihnen Tausende Familien, Tausende Ärzte, Architekten, Ingenieure, Lehrer, Arbeiter, Studenten. Flüchtlinge. Das ist es, was sie sind.

Das hat der Bürgermeister eines kleinen Dorfes wie Geraci Siculo begriffen, der in jenen Tagen auf jede nur erdenkliche Weise versuchte, einer Familie in Schwierigkeiten zu helfen; das ist ihm gelungen, und er hat weiterhin Kontakt mit ihnen, hört, wie es ihnen geht und wie sie leben. Die »Großen« dieser Erde haben das anscheinend nicht begriffen.

Als ich die Bilder sah, wie Tausende von Menschen gnadenlos zurückgedrängt wurden, zurückgeschickt in die Hölle, aus der sie kamen, habe ich vor Wut geheult. Wie kann man mit einem Federstrich über das Schicksal Tausender Menschen entscheiden und danach auch noch den Mut besitzen, für Fotografen und Kameraleute zu posieren? Was ist aus uns geworden? Wie haben wir es angestellt, auf diese Weise die Erinnerung zu verlieren?

»Das hast du davon«

Es waren fünfhundert, die an Land gingen, alle auf einmal. Ich begann schon auf der Mole, sie zu untersuchen. Krätze. So gut wie alle hatten sie. Denn wenn du vor der Abreise monatelang gezwungen bist, in Libyen in schmutzigen Baracken zu hausen, auf Strohsäcken voller Milben und Flöhen zu schlafen, ist das das Mindeste, was dir passieren kann. Milben, die sich in die Haut einfressen und dich zwingen, dich unentwegt zu kratzen, vor allem nachts. Und je mehr du dich kratzt, desto tiefer werden die Wunden und entzünden sich, der Schmerz verdoppelt sich.

Fälle von Krätze kommen öfter vor, aber diesmal waren es wirklich viele, die sie hatten. Darunter ein junges eritreisches Ehepaar. Noch nie hatte ich eine so verheerende Form der Hauterkrankung gesehen. Die Hände wirkten wie von Schuppen bedeckt, und sie kratzten sich unablässig, sie konnten nicht aufhören, sie wüteten gegen ihre Haut, als wäre es nicht ihre eigene. Wir brachten sie ins Aufnahmezentrum, wo sie einer Behandlung mit Benzylbenzoat unterzogen wurden, erst ein Mal und an den folgenden zwei Tagen nochmals, eine Behandlung, die sehr wirksam ist, nur bei der Dosierung ist Vorsicht geboten. Ich hatte die Dosis ziemlich hoch angesetzt, das war riskant, aber anders konnte ich es nicht machen, die Infektion saß tief, und man musste sie bekämpfen.

Die Tätigkeit des Arztes ist mit großer Verantwortung verbunden, und wer das Risiko dabei scheut, sollte den Beruf besser lassen. Man kommt nicht darum herum, man muss einen klaren Kopf bewahren, um zu entscheiden, wann und wie man eingreift, und ist die Entscheidung einmal gefallen, gibt es kein Zurück.

Zwei Tage später ging ich ins Aufnahmezentrum, um zu überprüfen, ob die Behandlung angeschlagen hatte. Während ich am Eingang mit der Ausweiskontrolle Zeit verlor, kamen ein junger Mann und eine junge Frau auf mich zu. Als sie bei mir waren, kniete der junge Mann vor mir nieder, um mir zu danken, weinend küsste er mir die Hände. Ich verstand nicht, warum. »Steh auf, was machst du denn da?«

»Endlich, nach sieben Jahren des Martyriums haben meine Frau und ich Ruhe gefunden, konnten wir schlafen.« Es war das eritreische Paar mit den schuppigen Händen.

»Niemand hat Mitleid mit diesen Menschen«, dachte ich. »Nicht einmal die Milben.« Ich umarmte die beiden und ging. Die Behandlung hatte Wirkung gezeigt, ich brauchte keine weitere Bestätigung.

»Pietro, komm sofort ins Bad.« Ritas besorgte Stimme schreckte mich auf, während ich auf dem Sofa lag. Ich war lang auf der Mole gewesen und nach Hause gekommen, um mich ein wenig auszuruhen. Ich war im Halbschlaf und fuhr in die Höhe. »Die Kleine hat Blut im Stuhl.« Es versetzte mir einen Stich ins Herz. Rosanna, meine zweite Tochter, ist mit einem Herzfehler zur Welt gekommen, sie wurde bald nach der Geburt operiert und immer besonders behütet, schon bei einer banalen Grippe waren wir in Sorge um sie. Wir nahmen das nächste Flugzeug nach Palermo und brachten sie ins Krankenhaus. Sie wurde aufgenommen, und es wurden verschiedene Untersuchungen durchgeführt, aber es war nicht klar, worauf das Blut im Stuhl zurückzuführen war.

Nochmal ins Flugzeug, diesmal nach Rom, mit wachsender Sorge. Wir brachten sie in ein renommiertes Kinderkrankenhaus. Nichts. Man konnte nichts erkennen. Vierzehn Tage ohne den Schimmer einer Diagnose. Unsere Tochter war damals fünf. Die Spezialisten tappten im Dunkeln. Dann kam Rita und mir ein Verdacht. Ich sprach mit dem Krankenhausarzt und bat ihn, den Stuhl der Kleinen untersuchen zu lassen, er aber entgegnete mir, ich solle beruhigt sein, früher oder später würden wir eine Lösung finden. Es gibt nichts Schlimmeres, als Arzt unter Ärzten zu sein und sich machtlos zu fühlen, während die eigene Tochter immer schwächer wird und sich nicht erholt.

Ich konnte eine Krankenschwester überzeugen, mir insgeheim einen Becher zu geben. Ich nahm eine Probe von Rosannas Stuhl und ging damit in ein Labor für Tropenkrankheiten. Ich stieß auf eine sehr freundliche Ärztin. »Lassen Sie mir die Probe da«, sagte sie zu mir. »Ich rufe Sie an, sobald ich das Ergebnis habe.« Ich hatte kaum die Zeit, die drei Stockwerke hinunterzusteigen. Als ich aus der Tür trat, hörte ich, wie ich vom Balkon aus gerufen wurde. »Herr Doktor, kommen Sie sofort wieder herauf.« Blitzschnell sauste ich die Treppe hinauf, das Herz schlug mir bis zum Hals.

Die Ärztin brachte mich in den Raum, wo sie die Präparate untersuchten, und führte mich an ein Mikroskop. »Schauen Sie genau hin. Sehen Sie diese Art Baumwollbauschen? Das ist die Giardia.« Ich wusste genau, was die Giardia war, ich war ihr im Studium begegnet: Es ist ein Parasit, der sich im Darm einnistet. Deshalb hatte meine Tochter Blut im Stuhl. Rita und ich hatten richtig gelegen. Unser Verdacht war berechtigt gewesen. Höchstwahrscheinlich hatte ich mir den Parasiten bei einer der Bootslandungen eingefangen, bei mir hatte er sich nicht manifestiert, ich hatte ihn aber auf Rosanna übertragen. In einigen der Herkunftsländer der Migranten ist die Giardia sehr verbreitet, weil sie sich in verseuchtem Wasser fortpflanzt.

Ich dankte der Kollegin und eilte ins Krankenhaus, und auf dem Weg dorthin fühlte ich mich glücklich. Wir hatten die Ursache dieses Blutverlusts gefunden, und vor allem war es nichts Schlimmes. Ich erzählte es Rita und umarmte sie fest. Dann trat ich an das Bett, wo unsere Tochter, von allem nichts wissend, spielte, und überschüttete sie mit Küssen, als hätte ich sie eine Ewigkeit nicht gesehen. Auf einmal fühlten wir uns erleichtert und unbeschwert wie nie zuvor. Am nächsten Tag kehrten wir nach Hause zurück, die entsprechenden Medikamente in der Tasche.

Rosanna erholte sich rasch, und diese drei Wochen blieben nur eine schlechte Erinnerung, aber wenn ich meinen Bekannten von dem Vorgefallenen erzählte, bemerkte ich manchmal eine merkwürdige Reaktion bei ihnen. Als dächten sie: »Das hast du davon«, »Wer sagt denn, du sollst tagtäglich mit denen umgehen, die dir Infektionen und Krankheiten übertragen können?« Und das ist eine Haltung, die ich bei vielen Leuten aufkommen sehe, je höher die Flüchtlingszahlen werden, in Verbindung auch mit einer gelegentlich ungenauen, wo nicht oberflächlichen Berichterstattung. Verschreckte Mütter, die ihre Kinder nicht in Schulen schicken wollen, die in der Nähe von Flüchtlingsunterkünften liegen, oder die sich wehren, weil in den Klassenräumen nachmittags Migranten unterrichtet werden.

All das ist ethisch nicht akzeptabel. Und obendrein dumm. Es stimmt, Fälle von Krätze sind häufig, aber wir behandeln sie erfolgreich, bevor die Migranten aus den Erstaufnahmeeinrichtungen verlegt werden. Und wenn man die Zahlen betrachtet, sind die Fälle von Tuberkulose oder anderen Infektionskrankheiten wirklich selten. Man braucht seinen Beruf als Arzt nur gut auszuüben, die schweren Fälle rechtzeitig zu isolieren, um eine Ansteckung zu verhindern. Das ist alles. Genauso wie man es mit italienischen Patienten macht. Wir dürfen und sollen uns nicht von der Angst fremdbestimmen lassen, wir müssen unsere Türen und unsere Häuser öffnen. Rita und ich haben das einmal gemacht, und wir werden es wieder tun.

2011. Es war der Arabische Frühling, bei uns aber hatte der Frühling noch nicht Einzug gehalten. Obwohl März, war es in Lampedusa bitterkalt. In wenigen Tagen gingen mehr als sechzigtausend Migranten an Land. Auf der Mole kroch einem die Kälte in die Knochen. Der Rettungswagen pendelte ständig zwischen Mole und Ambulatorium hin und her. Wir arbeiteten Tag und Nacht. Der Großteil der Flüchtlinge kam aus Tunesien. Man sah sie überall: an den Stränden, in den Buchten, auf dem Land. Eines Tages bekam ich einen Hinweis von der Isola dei conigli, der Haseninsel. Eine Gruppe von Flüchtlingen war dort an Land gegangen und hatte sich verstreut. Aber unter einem Boot lag ein Junge, Omar. Es ging ihm sehr schlecht, er war dehydriert, ausgezehrt, er hatte sehr hohes Fieber mit Schüttelfrost.

Ich brachte ihn sofort ins Ambulatorium. Wir legten ihm eine Infusion, um ihm Flüssigkeit zuzuführen, aber das genügte nicht. Er war zu schwach. Ich rief den Rettungshubschrauber, und wir schickten ihn nach Palermo ins Krankenhaus. Es dauerte zehn Tage, bis er wieder auf den Beinen war. Aber anstatt zu fliehen und nach Deutschland, Frankreich oder Holland zu gehen, kehrte er nach Lampedusa zurück. Ich erinnere mich daran, als ob es heute wäre, wie ich ihn am Hafen abholen ging. Er schien ein anderer. Er hatte die Kraft und Schönheit seiner siebzehn Jahre wiedergefunden.

Eine Lampedusaner Familie erklärte sich bereit, ihn aufzunehmen. Nach ein paar Monaten jedoch rief mich der Familienvater an: »Tut mir leid, Pietro, aber wir können ihn nicht bei uns behalten. Bei uns läuft's nicht so gut in letzter Zeit, und wir können kaum unsere eigenen Kinder durchbringen. Wir schaffen es nicht.« Rita und ich beschlossen, Omar zu uns zu nehmen. Er blieb ein paar Monate bei uns, aber er wollte uns nicht zur Last fallen, er wollte sich unabhängig machen, also riefen wir Freunde in Rom an. Dort absolvierte er dann die Ausbildung zum interkulturellen Mediator.

Fast ein Jahr später kam Omar nach Lampedusa zurück. Er war sehr clever, und er sprach mehrere Sprachen. Das Problem war allerdings, dass er keinen Respekt vor Autoritäten hatte. Er konnte nicht anders, als auf der Seite der Migranten zu stehen; derer, die wie er viel durchgemacht hatten. Er konnte nicht die geringste Unhöflichkeit ertragen, den kleinsten Fehler von Seiten derjenigen, denen die schwierige Rolle zufällt, in einer komplexen Struktur mit den vielfältigsten Problemen zu agieren. Bei manchen Gelegenheiten war er es, der die Revolte derer anführte, die nur eine Mahlzeit oder eine Decke mehr verlangten. Oder derjenigen, die Lampedusa verlassen und ihre eigenen Wege gehen wollten.

Ich wurde mehrfach zum Direktor gerufen. »Wenn er so weitermacht, entlassen wir ihn«, sagte er zu mir. Ich versuchte, Omar zu erklären, dass er die Hierarchien respektieren müsse, dass er verstehen müsse, wie schwierig es war, Tausende von Personen zu verwalten, er aber antwortete prompt: »Weißt du, was man empfindet? Warst du je da drin, wie diejenigen, die gezwungen sind, sich dort unterbringen zu lassen? Ich kann auch nicht die kleinste Regelverletzung dulden. Ich bitte dich, versteh mich.« Ich verstand ihn, konnte ihm aber nicht recht geben. Das hätte die Dinge nur verschlimmert. Auch Rita versuchte ihn zu überzeugen.

Nach fast zwei Jahren kündigte Omar. So stand er ohne Arbeit da und wollte von Lampedusa weggehen, um eine andere Anstellung zu finden, denn er musste Geld verdienen. Seine Familiengeschichte erfuhren wir erst später. Omar war Waise und war von einer Familie adoptiert worden, die in einem Dorf unweit der Stadt Sfax in Tunesien lebte. Die Adoptivmutter vergötterte ihn, und er hätte alles für sie gegeben. Eines Tages erfuhr die Frau, dass sie Brustkrebs hatte. Die Behandlung war teuer, sie konnte sie sich nicht leisten. Deshalb hatte Omar beschlossen, nach Italien zu gehen und Arbeit zu suchen, die ihm erlaubte, Geld zu verdienen und nach Hause zu schicken. Und das tat er auch wirklich. Für sich behielt er nur wenige Euro, alles Übrige steckte er in einen Umschlag, den er der Schwester schickte, um davon die Mutter behandeln zu lassen.

Eines Tages, in der Zeit, als Omar bei uns lebte, kam ein Brief aus Sfax. Er hatte gleich eine Vorahnung. Er wollte ihn gar nicht öffnen. Er ließ den Umschlag auf dem Tisch liegen und lief hinaus, um zu weinen. Rita öffnete den Brief. Die Vorahnung bestätigte sich: Seine Mutter war gestorben, die Behandlung hatte nichts genützt. Meine Frau ging hinaus zu ihm und drückte ihn fest an sich. Sie setzte sich mit ihm auf den Sand und begann seinen Kopf zu streicheln, fast als hielte sie ein Kind im Arm. Nach und nach ließ das Schluchzen nach. Omar war in Ritas Armen eingeschlafen. Mit neunzehn Jahren hatte er eine neue Mutter gefunden, aber noch heute stehen ihm, wenn er von seiner tunesischen Mutter spricht, die Tränen in den Augen.

Omar hat lange bei uns gelebt, aber er konnte sein aufbrausendes Temperament nie zügeln. Wir fanden eine Stelle für ihn in Mineo, im Asylbewerberheim. Dort war es schlimmer als in Lampedusa. Er konnte die Gewalttätigkeiten und das oft oberflächliche und wenig einfühlsame Verhalten bestimmter Helfer nicht tolerieren. Auch aus Mineo bekam ich ständig Anrufe: »Doktor Bartolo, wenn er so weitermacht, sind wir gezwungen, ihn wegzuschicken.« Ich bat sie, Geduld zu haben, auch wenn mir klar war, dass das sinnlos war. Omar würde nie nachgiebig sein, weil er nicht vergessen kann, was er durchgemacht hat.

Er kann nur auf der Seite derer stehen, die in einem Camp eingeschlossen sind, aus dem sie fliehen möchten, weil sie weg wollen, eine Arbeit finden wollen, um Geld nach Hause zu schicken und ihrer Familie ein normales Leben zu ermöglichen. Nachdem er Mineo verlassen hatte, ist Omar für eine Weile wieder zu uns gekommen. Dann beschloss er, nach Deutschland zu gehen. Er war kein Illegaler, er hatte sogar eine Aufenthaltserlaubnis. Allerdings für Italien, nicht für Deutschland. Er wurde ausgewiesen. In Finnland dasselbe. Rausgeworfen. Europäische Union. Welche europäische Union? Die mit den Grenzen und den Mauern, nicht die der Völker. Malta, Schweden. Sein Leben ist eine ständige Pilgerreise auf der Suche nach Arbeit, vor allem aber nach einer neuen Identität, einem nicht von Trauer und Wut gezeichneten Leben. Omar wird noch oft zu uns zurückkehren, das weiß ich, und wir werden ihn nicht in einen Käfig stecken können.

Die Grausamkeit des Menschen

Wenn die Wände des Ambulatoriums reden könnten, würden sie eine Geschichte erzählen, die wir durchlebt, aber zu schnell vergessen haben. 2015 wurde ich nach Polen eingeladen, um den »Sérgio Vieira de Mello«-Preis entgegenzunehmen, und ich habe mir erlaubt, an die Geschichte von Elie Wiesel zu erinnern, die er in seiner Autobiographie *Die Nacht* erzählt. Seine Erfahrung als Deportierter in den Konzentrationslagern Auschwitz, Buna und Buchenwald, wo er seine Identität verlor und eine bloße Nummer wurde. »Nie werde ich diese Nacht vergessen, die erste Nacht im Lager, die aus meinem Leben eine siebenmal verriegelte lange Nacht gemacht hat. Nie werde ich diesen Rauch vergessen. Nie werde ich die kleinen Gesichter der Kinder vergessen, deren Körper vor meinen Augen als Spiralen zum blauen Himmel aufstiegen.«

Ich zitierte diese Zeilen, weil sie von unserer Wirklichkeit nicht so weit entfernt waren.

Als wieder einmal Flüchtlinge gelandet waren, untersuchte ich etwa sechzig Kinder. Sie waren nur Haut und Knochen. Dehydriert, ausgehungert und verbrannt von dem Treibstoff, der während der Überfahrt aus den Kanistern ausläuft, die Kleidung tränkt und unauslöschliche Spuren am Körper zurücklässt. Sie waren sieben Tage unterwegs gewesen, in dem, was die »dritte Klasse« genannt wurde, dem Laderaum des Schiffs nämlich, wo diejenigen hineingesteckt werden, die nicht genug Geld haben, um sich die Reise an Deck zu leisten. Ihre Körper waren gezeichnet von Folterungen, von Messerstichen, von Brandwunden der Zigaretten ihrer Kerkermeister.

Die libyschen Gefängnisse sind ein modernes Äquivalent zu den Konzentrationslagern. Die Bedingungen der Migranten in der Wüste und auf dem Meer sind denen der Deportierten in den Todeszügen nicht unähnlich. Und wer Mauern errichten und die Flüchtlinge zurückweisen will, verhält sich nicht viel anders als Hitlers Schergen, in denen die Philosophin Hannah Arendt die »Banalität des Bösen« am Werk sah. Wer Tausende Kinder im Meer ertrinken lässt oder duldet, dass sie in den Flüchtlingscamps an den Grenzen unter unmenschlichen Bedingungen leben, erweist sich als nicht weniger grausam.

Diese meine Überzeugung wurde durch zwei wichtige Begegnungen bestärkt. Die erste fand in Lampedusa statt, in den Räumen des Ambulatoriums, das zwar ein Ort der ärztlichen Behandlung ist, jedoch immer mehr eine Stätte des Austauschs und der Begegnung geworden ist. Es war Mitte 2014. Jarosław Mikołajewski, ein polnischer Reporter und Dichter, kam in mein Zimmer. Ich fing an zu erzählen, ohne zu wissen, warum. Zu erzählen und meiner Empörung Ausdruck zu geben über das, was am 3. Oktober 2013 geschehen war und weiterhin geschah. Ich ließ in meiner Erzählung nichts aus. Ich wollte, dass er etwas von dieser Empörung mitnahm in sein Land, aber das war nicht der einzige Grund.

Ich spürte so etwas wie ein gegenseitiges Grundverständnis, das ich mir nicht erklären konnte: Ich kannte ihn kaum eine halbe Stunde. »Trotz unterschiedlicher Herkunft und unterschiedlicher Erfahrungen«, schrieb er mir später, »haben wir beide den nackten und wehrlosen Instinkt der Brüderlichkeit. Die Gewissheit, dass wir die Menschen in den anderen Menschen sind und die anderen in uns tragen.«

Als ich im Oktober 2015 nach Krakau fuhr, um den de-Mello-Preis entgegenzunehmen, führte Jarosław mich auf einen

Streifzug durch die Bars der Stadt. Wir gingen in die berühmteste, das Alchimia im jüdischen Viertel Kazimierz. Wir tranken Wodka. Die Atmosphäre war surreal. Zum ersten Mal war ich von allem entlastet, keine Anrufe, keine Aufforderung, auf die Mole zu eilen. Die Zeit war plötzlich stehengeblieben. Und er hatte sie angehalten.

Die zweite Begegnung fand in Krakau statt. Jarosław hatte das Treffen arrangiert. Im Hotel Austeria, dem Zentrum der jüdischen Welt, saßen wir an einem Tisch mit Leopold Kozłowski, dem letzten Klezmer-Musiker, Komponisten und Sänger, der in Steven Spielbergs Film *Schindlers Liste* auftrat.

Jarosław erklärte Kozłowski, wer ich war und welchen Beruf ich ausübte. Der Musiker sah mich an, dann fing auch er an, von derselben Empathie erfasst, mir Dinge zu erzählen, von denen er nur zu solchen Menschen sprach – so Jarosław –, die er als menschlich Gleichgesinnte erkannte. Er erzählte mir, dass er während der Nazibesatzung seine Mutter mit abgeschnittenem Kopf gefunden hatte. Dass im Viertel alle tot gewesen waren. Dass er alle verloren hatte. »Und wenn ich alle sage«, unterstrich er mit Nachdruck, »dann heißt das wirklich alle. Alle miteinander.« Er sprach davon, wie er während des Krieges zwei Jahre lang in den Konzentrationslagern die zum Tode Verurteilten auf ihrem letzten Gang mit Musik begleitet hatte. Wie er von den Nazis Grausamkeiten erdulden und gleichzeitig für sie spielen musste. Davon, wie die Musik ihn ein ums andere Mal vor dem sicheren Tod bewahrt hatte. Eine herzzerreißende und schreckliche Geschichte erzählte dieser Sechsundneunzigjährige, der klein und imposant zugleich war.

»Pietro sieht den alten Klezmer-Spieler an«, schrieb Jarosław in einer privaten Aufzeichnung, um die Erinnerung an diesen Moment festzuhalten. »Ja, der Klezmer-Spieler ist nicht alt, sondern antik wie das zum ewigen Schmerz erwählte Volk. Das Gesicht des Doktors nimmt die Züge des Gesichts von Johannes Paul II. am Vortag seines Todes an, als er vom Balkon auf dem Petersplatz aus der Welt einen Gruß senden wollte, es aber nicht konnte. Leopold steht auf und drückt Pietro die Hand, und an diesem Händedruck werden die beiden sich wohl auch in der Zeit nach der Zeit wiedererkennen.«

Manchmal geht die Grausamkeit von Menschen aus, von denen man es nicht erwartet. Eines Tages kamen auf der Mole von Lampedusa zweihundertfünfzig Flüchtlinge an. Sie waren alle gesund und sollten mit dem Bus zum Aufnahmezentrum gebracht werden. Kurz darauf bemerkte ich aus den Augenwinkeln, dass zwei Soldaten zwei Migranten auf einen Kleinlaster luden. Zwei magere und von der Reise mitgenommene junge Männer aus dem subsaharischen Gebiet. Der Kleinlaster fuhr jedoch in Richtung Flughafen und nicht, wie vorgesehen, zum Aufnahmezentrum. Ich rief den Arzt, der bei mir war, wir bestiegen meine Vespa und folgten ihnen. Irgendwann blieb der Laster auf freiem Feld stehen, die beiden Soldaten ließen ihre Passagiere aussteigen und begannen, auf sie einzuschlagen. Einfach so, ohne Grund. Tritte, Fausthiebe, willkürliche, absurde Gewalt. Ich beschleunigte, so sehr ich konnte, und wir erreichten sie.

»Was macht ihr denn da, ihr feigen Hunde?«, rief ich voller Wut. »Lasst sie sofort los!«

Die beiden waren vermutlich erst vor wenigen Tagen nach Lampedusa gekommen und wussten nicht, wer ich war. »Wer sind Sie? Was wollen Sie? Zeigen Sie uns Ihre Papiere.«

»Wer seid ihr, und wer erlaubt euch zu tun, was ihr da tut?«

Die Spannung steigerte sich fast wie in einem Western. Auch weil mein Auftauchen und meine Reaktion für sie unerwartet kamen.

»Folgen Sie uns in die Kaserne.«

»Ihr seid es, die mir folgen müsst, ich gehe in die Kaserne, und ihr werdet so leicht nicht davonkommen.«

Wir langten fast gleichzeitig bei der Kaserne an. Der Maresciallo war erstaunt, er kam mir entgegen und umarmte mich: »Doktor Bartolo, was machen Sie denn hier?«

Als sie das sahen, begriffen die beiden Soldaten, dass es für sie schlecht aussah. Ich erzählte haarklein, was passiert war, die Stimme bebend von immer noch größerem Zorn. »Herr Kommandant, entweder diese beiden verschwinden binnen weniger Stunden von der Insel, oder ich hetze Ihnen die gesamte internationale Presse auf den Hals, und ganz Italien lacht uns aus. Ich rackere mich ab, um so viele Menschen wie möglich zu retten, und diese zwei hier richten zwei junge Männer erbärmlich zu. Dreschen grundlos auf sie ein. Was haben sie im Hirn?« Ich war außer mir vor Wut. Die beiden Soldaten wussten nicht mehr, was sie tun oder sagen sollten, um ihre faschistoide Aktion zu rechtfertigen. Der Maresciallo war sichtlich verlegen, ohne ein Wort warf er ihnen einen vernichtenden Blick zu.

Am nächsten Tag wurden sie versetzt, und auf die Insel haben sie nie mehr einen Fuß gesetzt. Aber wenn ich sie nicht bemerkt hätte und nicht rechtzeitig bei ihnen gewesen wäre, wer weiß, wie die Sache ausgegangen wäre. Nicht nur das: Durch ihr schändliches Betragen riskierten sie, die Glaubwürdigkeit Hunderter ihrer Kollegen zu untergraben, die tagtäglich mit großer Professionalität und Menschlichkeit eine überaus wichtige und heikle Aufgabe versehen.

Der Duft von Zuhause

Als Kind war ich sehr mager. Nur Haut und Knochen. Mein Vater war besorgt. »Warum isst du nicht, mein Junge?«, sagte er zu mir.

Jedes Abendessen war ein Kampf. Essen war für mich schlimmer als Medizin. Ich würgte die Bissen hinunter, als wären es bittere Pillen. Mein Vater saß am Kopfende des Tisches und ich neben ihm. Ich stand »unter besonderer Aufsicht«, und bei jedem Zögern meinerseits regte er sich schrecklich auf, es kam sogar vor, dass er sich die Zunge blutig biss. Da begriff ich, dass ich keine Sperenzchen machen durfte, und verschlang alles, was ich auf dem Teller hatte. Wenn ich ihn hingegen zur Verzweiflung brachte, schlug er mit der Faust auf den Tisch, immer auf dieselbe Stelle. So dass sich irgendwann zwischen seinem und meinem Platz eine Kuhle bildete. Wenn ich als Erwachsener wieder nach Hause kam und mein Blick auf diese Stelle fiel, musste ich lächeln.

Mein Vater war nicht böse, er war nur sehr besorgt. Ich war zu schmächtig und wurde daher oft krank.

Damals dachte man, das Blut von frisch geschlachteten Tieren zu trinken, wäre gut, weil es Eisen und Vitamine enthält. Ich war sieben Jahre alt, und ich erinnere mich, dass die zu schlachtenden Tiere noch lebend von Linosa gebracht wurden. Auf dem Schiff wurden sie in eine Plane gehüllt, dann mit einem Kran auf eine Plattform gehievt. Sobald sie am Land ankamen, wurde ihnen um den Kopf und um ein Bein ein Seil geschlungen, damit sie nicht davonlaufen konnten. Die Ärmsten warfen sich auf den Boden und wollten keinen Schritt mehr tun, als ob sie wüssten, dass das ihre letzte Reise war, dass sie zum Schlachten bestimmt waren. Um sie zum Aufstehen zu zwingen, zog man das Seil zusammen oder hielt ihnen eine Flamme unter den Hintern.

Mein Vater bestand darauf, dass ich das Blut von einem frisch geschlachteten Tier trank, weshalb ich jedes Mal gezwungen war, regelrechten Hinrichtungen beizuwohnen. Man befestigte das Seil, mit dem das Tier festgebunden war, an einem Pfeiler, damit es sich nicht bewegen konnte. Dann durchschnitt ihm der Metzger mit einer Kälte, die mich erschauern ließ, die Kehle, und das Blut begann in Strömen zu fließen. Zwei weitere Männer sprangen auf den Bauch des Tiers, und das Blut strömte immer heftiger, füllte die Gläser, die ich und andere Kinder austrinken mussten. Das war mir wirklich widerlich, mir war speiübel, aber ich konnte mich der Prozedur nicht entziehen. Später, als Erwachsener, entdeckte ich dann, dass diese Tortur sinnlos, dass sie zu nichts nütze war.

Eines Nachmittags brachte mein Vater ein Ferkel nach Hause. Er baute einen kleinen Pferch für das Tier. Ich nannte es Pinuzzo und brachte ihm jeden Tag zu fressen. Ich sah es heranwachsen, und wenn ich näherkam, freute es sich, es erkannte mich von fern, fast als ob es ein Hündchen gewesen wäre. Für sein Fressen sammelte ich altes Brot, Gemüseabfälle und alles, was ich sonst noch fand. Das war mein Zeitvertreib geworden.

Eines Tages sagte Papa, der Moment sei gekommen, das Tier zu schlachten. Ich wollte das nicht. Ich wehrte mich mit aller Macht. Als es zum Schlachthof gebracht wurde, brach ich in Tränen aus. Auch Pinuzzo grunzte verzweifelt, weil er verstanden hatte, dass sein Ende gekommen war. Beim Abendessen weigerte ich mich, sein Fleisch zu essen. Für mich war es ein Freund gewesen, kein Tier.

Diese Weigerung konnte eine sehr schwere Strafe nach sich ziehen. Das Essen zu verweigern war bei uns zu Hause nicht erlaubt, denn alles, was meine Mutter auf den Tisch brachte, war Frucht von Opfern. Aber sie und meine Schwestern taten es mir gleich. Es war eine regelrechte Insubordination. Da regte ich mich noch mehr auf. »Warum habt ihr ihn dann schlachten lassen, wenn ihr das Fleisch gar nicht essen wolltet? Pinuzzo war wie ein Hund, er war mein Freund.« Ein paar Jahrzehnte später sollte die Geschichte mit Pinuzzo mir helfen zu verstehen, wie ich mich verhalten sollte.

Eines Abends ging ich an Bord der *Protector*, eines englischen Militärschiffs, das an der Mole des Handelshafens lag. An Bord waren zweihundert Migranten. Ich hatte zu entscheiden, ob sie an Land gehen konnten.

Auf der Gangway war ein sehr junges sudanesisches Mädchen, sie trug eine Transportbox bei sich. Ich fragte sie, was darin sei, und sie zeigte mir einen schwarzen Kater mit einem weißen Streifen auf dem Kopf. Ich erklärte ihr, dass wir das Tier nicht an Land gehen lassen konnten, es sei denn, sie hätte die Papiere bei sich, dass es geimpft war, vor allem gegen Tollwut. Natürlich hatte sie keine solchen Papiere. Wir mussten den Kater also in Quarantäne nehmen, wir würden ihn ihr später wiedergeben.

Sama, so war der Name der jungen Frau, fing an zu weinen und geriet völlig außer sich. Ich konnte sie beruhigen und versprach ihr, dass wir das Tier gut behandeln würden und sie es so bald wie möglich wiederbekäme. Sie beruhigte sich, und wir brachten sie ins Aufnahmezentrum. Ich kehrte zurück, um den Kater zu holen, aber in der Transportbox war er nicht mehr.

Der Kommandant des Schiffes hatte sich ziemlich aufgeregt über das, was er für eine unnötige Komplikation hielt, und hatte ihn freigelassen.

Ich dachte an die Reaktion des Mädchens und begann, zusammen mit den Feuerwehrleuten auf dem ganzen Schiff nach dem Tier zu suchen, was den Ärger des Kommandanten noch steigerte, der so schnell wie möglich ablegen wollte. Schließlich fanden wir den Kater und übergaben ihn Eletta, einer Frau, die sich um die Tiere kümmert, und verständigten den veterinärmedizinischen Dienst in Palermo.

Ich ging ins Aufnahmezentrum und erzählte Sama alles. »Du musst Geduld haben«, sagte ich zu ihr. »Es wird ein paar Tage dauern, bis alles geregelt ist, und du musst Lampedusa morgen verlassen, du kannst nicht hier bleiben.« Sie war verzweifelt. Der Kater war wie ein Bruder für sie, sie hatte darum kämpfen müssen, ihn auf die lange Reise mitnehmen zu dürfen. Aber wir konnten nicht anders handeln. Ich gab ihr meine private Handynummer und versuchte sie aufzumuntern. Ich würde ihr den Kater wieder verschaffen, um jeden Preis. Sofort wählte sie meine Nummer, und als sie feststellte, dass ich antwortete, dass ich sie nicht belogen hatte, beruhigte sie sich. Ein paar Tage später rief sie mich an. Sie wollte wissen, ob es dem Kater gut ging, und während der sechsmonatigen Quarantäne telefonierten wir immer wieder. Sie fragte nach Neuigkeiten und teilte mir mit, wo sie sich gerade aufhielt, damit ich wusste, wohin man das Tier schicken musste. Ich begriff, dass sie niemals auf ihren Kater verzichten würde.

Es war Eletta, die Sama den Kater brachte, nach Deutschland. Sie flog nach Berlin, und mit dem Zug gelangte sie in den kleinen Ort, wo Sama jetzt lebte. Sie klopfte an die Tür des Hauses, in dem sie wohnte. Es gab Freudentränen, als wäre ein

Kind heimgekehrt. »Es war besser so«, bekannte Sama, »ich hätte ihn nicht beschützen können.« Sama und ihre Familie waren lang unterwegs gewesen. Von Lampedusa aus kamen sie nach Viareggio, wo sie zwei Monate lang auf der Straße lebten. Noch waren die Grenzen durchlässig, und sie konnten Italien verlassen. Sie hatten keine Verwandten in Europa, aber jemand hatte ihnen geraten, sie sollten versuchen, nach Deutschland zu kommen, und das hatten sie getan. Jetzt lebten sie in einem Haus, das ihnen von einer Hilfsorganisation zur Verfügung gestellt wurde, und warteten auf die Anerkennung als politische Flüchtlinge. Die Kinder gingen wieder zur Schule und zur Universität.

»Ich habe die Transportbox aufgemacht, und der Kater ist mit einem Satz zu Sama hingesprungen«, erzählte Eletta nach ihrer Rückkehr. »Erst dachte ich, ich bleibe wenigstens eine Nacht bei ihnen, aber ich habe es mir sofort anders überlegt und bin zurück nach Berlin. Ich fühlte mich wie ein Fremdkörper in dieser Familie, die zum ersten Mal nach so langer Zeit wieder zur Normalität ihres früheren Lebens zurückfand, das sie gegen ihren Willen hatte aufgeben müssen.«

Und der Kater hat dafür gesorgt, dass sie endlich wieder wirklich den Duft von Zuhause atmen konnten.

Der Bootsfriedhof

Eines Sommers kam ein großes Schiff auf die Insel mit dem Präsidenten der Republik, Giovanni Leone, an Bord. Eine Woche lang zeigte ich ihm vom Boot aus die Insel, und wenn ich an Land ging, fühlte ich mich wichtig wegen dieser einmaligen Gelegenheit. Auch weil Leone fasziniert war von der Schönheit Lampedusas und ich ihm jeden Tag neue Klippen, Ausblicke von betörender Schönheit und einsame, unberührte Buchten mit kristallklarem Wasser zeigen musste.

Er war leutselig und machte auch Witze über den Namen des Bootes, *La Pilacchiera*, den er ziemlich drollig fand. Ich verriet ihm aber nicht, dass es so hieß, weil es voller *pilacchi* war, geflügelter Kakerlaken.

Oft nahmen wir auf der *Pilacchiera* Touristen und Taucher an Bord, und wenn wir Lebensmittel dabeihatten, mussten wir aufpassen, denn die *pilacchi* fraßen alles auf. Manchmal hingegen nahmen wir sie an Bord der sogenannten *trabiccoli*, auch *saccalleva* genannt, Segelbote ohne Motor. Irgendwann beschlossen die Bootseigner jedoch, sie auszurangieren, weil sie zu alt und von neueren Bootstypen überholt waren. Sie zogen sie an der Cala Palme, dem Strand im Hafen, an Land, dort schichteten sie sie übereinander. Sie waren wunderschön, und bald machten wir daraus unseren Spielplatz. An den Hecks bauten wir mitten im Sand unsere »Wiegen« mit fünf, sechs Meter langen Tauen, mit denen wir hin- und herschaukelten.

Eines Tages jedoch beschloss die Stadtverwaltung, dass die *trabiccoli* nicht länger dort sein durften. Sie waren im Weg. Auch wenn wir nur Kinder waren, tat uns das sehr leid, weil wir begriffen, dass da ein Stück unserer Geschichte zerstört wurde. Sie hatten die ganze Insel mit Nahrung versorgt, aber jetzt waren es bloß noch Überreste, die man beseitigen musste; außerdem gab es auf Lampedusa kein Holz, und diese Relikte waren Gold wert, sie waren ein Geschenk des Himmels.

Ironie des Schicksals: Ausgerechnet uns Kindern übertrug man die Aufgabe, sie zu zerstören. Stück für Stück, Planke für Planke nahmen wir sie auseinander, und wie Ameisen in einer Reihe, einer hinter dem anderen, brachten wir sie zu einem Bäcker, der sie in seinem Ofen verheizte. *La Pilacchiera* und die *trabiccoli* waren zu Brennholz geworden, und es machte mich sehr traurig, sie langsam in einem Backofen verbrennen und zu Asche werden zu sehen. Der einzige Trost war, dass wir damit wenigstens ein bisschen Geld verdienten. Und wir waren auch schlau: Wenn die Asche aus dem Ofen gekehrt und zu kleinen Häufchen aufgeschichtet wurde, wühlten wir darin, um etwas Kostbares zutage zu fördern: die Kupfernägel, mit denen die Bootswandungen zusammengehalten wurden. Das war wahrhaft Gold, und manchmal prügelten wir uns auch um einen Nagel mehr oder weniger. Wir verkauften sie dann einem Alten, der alles wiederverwendete und uns gut bezahlte, wesentlich besser als der Bäcker, dem wir das Holz brachten.

Als ich erwachsen wurde, dachte ich an die Fehler, die unsere Väter begangen hatten. Wir hätten zumindest eines dieser Boote bewahren und ein Museum der Erinnerung aufbauen sollen, um unsere Geschichte zu dokumentieren. Und noch heute begehen wir denselben Fehler. Auf einem Gelände beim Fußballplatz sind weitere Boote übereinandergestapelt. Das sind die Relikte der Migranten, die Boote, auf denen sie die Überfahrt bewältigt haben. Boote, die Geschichten von Rettungen und von Toten im Meer erzählen. Man nennt den Ort den »Bootsfriedhof«. Ein bunter Friedhof, blau, türkis, weiß, Planken, auf denen arabische Namen stehen, angebracht von denen, die diese Boote zum Fischen gekauft haben, zum Leben und nicht, um die Leute in den Tod zu schicken. Auch dieser Friedhof wird bestimmt aufgelöst werden. Es gibt keinen Platz, und die Boote der Flüchtlinge sind im Weg wie die *trabiccoli*. Nur die Gegenstände werden überleben, die an Bord vergessen wurden: Rettungsringe, Schuhe, Kleider – eine Gruppe von Lampedusaner Kindern hat sie zusammengetragen, um daraus tatsächlich ein Museum zu machen.

Die Großzügigkeit der Wellen

Meine Mutter war Lampedusanerin, aber mit ihrer sehr armen Familie hatte sie längere Zeit in Tunesien gelebt, in Sousse. Als sie nach Lampedusa zurückkehrten, war sie achtzehn. Damals lernte mein Vater sie kennen und verliebte sich in sie. Auch seine Familie war sehr arm, aber mein Vater war jemand, der nie aufgab und den Willen hatte, seine Lage zu verbessern. Deshalb beschloss er, das Risiko einzugehen und das Ersparte, das er als Fischer auf den Booten anderer beiseitegelegt hatte, zu investieren, und er ließ die *Kennedy* bauen.

Sein Partner war Onkel Chilinu, Nicola, der Bruder meiner Mutter. Er war in Sousse geboren, doch nach seiner Rückkehr auf die Insel hatte er nie mehr einen Fuß dorthin gesetzt. Der Onkel war eine außergewöhnliche Persönlichkeit, er lächelte immer und man wusste nie, ob er Spaß machte oder ob er es ernst meinte. Er war ein guter Fischer geworden, und wenn er nicht auf der *Kennedy* mitfuhr, ging er auf Langleinenfischfang mit der langen Legangel und den vielen Haken mit Ködern daran. Er hatte ein kleines Boot, das *Pietro* hieß, wie ich.

Eines Tages kamen mein Vater und ich nach Hause und fanden meine Mutter in Tränen aufgelöst. Onkel Chilinu war zum Fischen gegangen und nicht heimgekehrt. Wir machten uns sofort auf die Suche nach ihm, und mit uns sämtliche Fischer von Lampedusa. Das ist eine Sache, die unverständlich ist für jemanden, der nicht wie wir auf einer Insel fern von jedem Festland geboren ist: Es ist nicht zulässig, ja, nicht einmal denkbar, einen Menschen, wer auch immer er sei, der Gewalt der Wellen zu überlassen. Das ist ein Gesetz des Meeres, und dagegen darf nicht verstoßen werden. Es ist so mächtig, dass die Fischer, als der Gesetzgeber verbot, Migranten an Bord zu nehmen, den Gehorsam verweigerten und deshalb auch mehrfach vor Gericht kamen. Wir gingen also alle gemeinsam auf die Suche nach Onkel Chilinu. Wir teilten die Wasserfläche in Zonen auf und gingen auch über die Fünfundzwanzig-Meilen-Zone hinaus. Nichts. Die Suche war vergeblich. Auch Boote der Marine wurden eingesetzt, Hubschrauber. Nichts. Wir fanden ihn nicht. Die absurdesten Vermutungen wurden angestellt: dass das Boot gesunken sein könnte, dass es gekidnappt worden sei. Die Küstenwache gab eine Meldung an alle Hafenämter im Mittelmeerraum heraus. Bei uns zu Hause hingegen war die Hoffnung, ihn zu finden, ob tot oder lebendig, geschwunden.

Vierzehn Tage später läutete das Telefon des Hafenamts. Es war die Küstenwache von Sousse, sie hatte im Hafen ein kleines Boot mit einer Leiche an Bord gefunden. Mein Vater, noch einige andere Fischer und ich fuhren auf der *Kennedy* los in Richtung tunesische Küste. Im Hafen angekommen, gingen wir uns das Boot ansehen: Es war wirklich seins. Man hatte Onkel Chilinu in eine Art Totenkammer gebracht. Auf seinem Gesicht schien mir ein fast spöttisches Lächeln zu liegen.

Wir luden die Leiche auf die *Kennedy* und brachten sie zurück nach Lampedusa. Er war in Sousse geboren, und zum Sterben war er nach Sousse gefahren. Man erklärte uns, dass er beim Fischen einen Herzinfarkt erlitten haben musste. Das Boot fuhr mit laufendem Motor weiter, bis es, vielleicht durch eine Laune des Schicksals, nach Tunesien gelangte. Fast als wolle es seinen Passagier dem Land seiner Herkunft zurückgeben. Also machten vielleicht wir einen Fehler, indem wir ihn nach Lampedusa brachten.

Auch im Herzen meiner Mutter hatte Tunesien einen besonderen Platz. Aus Sousse hatte sie einen für sie überaus kostbaren Gegenstand mitgebracht, den sie mit der größten Sorgfalt hütete und verwendete. Es war eine grüne Couscousière aus emailliertem Ton. Sie war so etwas wie der Schrein, in dem sie ihre Erinnerungen verwahrte. Erinnerungen, die eine um die andere wieder auftauchten, in den langen Stunden, die sie brauchte, um ihr Lieblingsgericht, eben den Couscous, zuzubereiten.

Ich sah ihr liebend gern dabei zu, wenn sie ihn kochte.

Sie nahm einen großen Topf mit kochendem Wasser, setzte die Couscousière darauf und verschloss den Zwischenraum zwischen Couscousière und Topf mit einer Brotpaste, damit auch kein bisschen von dem Dampf verloren ging. Dann streute sie Gries auf ein Holzbrett und begann ihn zu bearbeiten. Das war der schwierigste Schritt. Meine Mutter war eine imposante und kräftige Frau, aber sie hatte wunderschöne Hände. Sie tauchte ihre langen Finger in den Gries und bearbeitete ihn, fast war das wie ein Streicheln. Sie wirkte wie eine Künstlerin, die ihr Werk modelliert, und während sie das machte, konnte man sehen, dass sie in Gedanken auf Reisen ging, zwischen Erinnerungen und den Düften ihrer Kindheit.

Wenn der Gries perfekt feinkörnig war, füllte sie ihn in die Couscousière und bereitete die Brühe für die Fische, die mein Vater ihr brachte. Da Fisch in unserer Küche das vorherrschende Element war, reicherte sie das Gericht, um ihm eine besondere Note zu geben, durch Gemüse aus unserem Garten an. Und so entstand eine Symphonie aus Farben und Düften. Ein Gericht, das seit jeher die Völker rund um das Mittelmeer eint.

Uns gegenüber wohnte eine Familie, die ärmer war als wir. Noch heute sehe ich meine Mutter in der Schürze, wie sie einen großen Keramikteller nimmt, ihn mit Couscous füllt, über die Straße geht und ihn der Nachbarin und Freundin mit einem Lächeln überreicht. Denn auch wenn wir arm waren, teilten wir das Wenige, was wir hatten, und man half sich gegenseitig. Es gab keinen Egoismus und keine Schranken.

In Lampedusa gibt es ein Restaurant, dessen Köchin den Couscous meiner Mutter perfekt nachkochen kann, und jedes Mal, wenn ich ihn esse, habe ich das Gefühl, wieder Kind zu werden.

Da tauchen all meine Erinnerungen wieder auf, wie die an meine Mutter, wenn sie Couscous kochte. Die Köchin ist meine Schwester Caterina, die ein wichtiges Zeugnis bewahren und damit ein kleines Stück Familiengeschichte festhalten konnte.

Auch meine anderen Schwestern sind ausgezeichnete Köchinnen, und von meiner Mutter haben sie die Phantasie im Zubereiten von Fisch geerbt.

Wir waren es leid, immer Fisch zu essen, und meine Mutter, die Ärmste, wusste nicht mehr, was sie machen sollte, damit er etwas anders schmeckte. Eines Tages brachte sie einen wunderschönen Hackbraten auf den Tisch. Gefüllt mit Eiern, Mortadella und Käse. »Endlich!«, riefen wir alle im Chor. »Wenigstens heute Abend kein Fisch.« Wir aßen mit Appetit, als wäre es eine einzigartige Delikatesse. Am Ende des Abendessens sah unsere Mutter uns alle an und sagte: »Hat es euch geschmeckt?« Und wir alle: »Ja, Mama, endlich mal Fleisch.« Sie lächelte: »Nein ... der Hackbraten war aus Fisch.« Sie hatte den Fisch durch den Wolf gedreht, als ob es Fleisch wäre. Wieder einmal war es ihr gelungen, uns zu überraschen.

Ein Tourist außerhalb der Saison

Eines Tages erschien im Ambulatorium ein sehr distinguierter Herr. Dicke schwarze Brille. Ein Tourist außerhalb der Saison, dachte ich, da es nicht Sommer war. Er bat mich, ihn zu untersuchen, weil er sich nicht wohl fühlte und glaubte, Probleme mit der Atmung zu haben. Ich sagte ihm, er müsse sich an die Notaufnahme wenden, ich konnte ihn zu dem Zeitpunkt nicht untersuchen, weil ich Verwaltungsaufgaben zu erledigen hatte. Er insistierte auf eine Art und Weise, die mir etwas gegen den Strich ging, aber ich willigte ein. Ich untersuchte ihn und verschrieb ihm etwas.

Dann begann er, mir Fragen zu stellen, und ich wurde misstrauisch. Bis er begriff, dass er den Bogen überspannt hatte. »Ich bin Gianfranco Rosi«, sagte er, »und ich bin Regisseur.« Ich war beschämt. Ich kannte seinen Namen sehr gut, ich hatte den Dokumentarfilm *Sacro Gra* (*Das andere Rom*) gesehen, der 2013 in Venedig den Goldenen Löwen gewonnen hatte. Ich entschuldigte mich, und er erklärte mir, dass er sich auf der Insel befinde, weil er auf der Suche nach einer Idee zu einem Film sei, sie aber nicht finden könne. Vielleicht auch, weil zu der Zeit das Aufnahmezentrum wegen Renovierungsarbeiten geschlossen war.

Rosi wollte am nächsten Tag abreisen. Ich begriff, dass ich ihn nicht ziehen lassen durfte. Seit Jahren suchte ich jemanden, der erzählen könnte, was auf Lampedusa geschieht. Ich war von Dutzenden Fernsehstationen auf der ganzen Welt interviewt worden, aber man brauchte etwas, das bleibt, das ein Zeichen setzt. Denn ein Interview verfliegt, nachdem es übertragen wurde, im Kopf und im Herzen der Leute bleibt nichts davon zurück. Alles gerät in Vergessenheit. Heutzutage wird alles mit unglaublicher Geschwindigkeit konsumiert: Eine Tragödie wird von der nächsten abgelöst, eine Nachricht lebt, wenn's hochkommt, ein paar Tage. Ich dachte: »Hier haben wir das Kino, vielleicht gelingt es damit, eine nachhaltigere Botschaft zu übermitteln.« Aber Rosi erklärte mir, dass er keinen Film drehen könne, von dessen Anfang er nicht einmal eine vage Idee habe.

Ich flehte ihn an, er solle bleiben, und gab ihm einen USB-Stick, den ich immer bei mir trage und den ich noch nie jemandem gegeben hatte. »Hier drauf sind fünfundzwanzig Jahre meines Lebens«, sagte ich zu ihm. »Es ist eine Erzählung von Schmerz und Leid.« Ich setzte jedoch hinzu, dass er ihn mir zurückgeben müsse, weil er zu kostbar für mich sei. Er nahm den Stick, bedankte sich und ging.

Als der nächste und der übernächste Tag verstrichen, dachte ich, dass ich weder Rosi noch meinen USB-Stick je wiedersehen würde. Doch so war es nicht, nach drei Tagen kam er wieder. Er war schließlich doch nicht abgereist. »Ich habe gesehen, was auf dem Stick ist«, sagte er. »Ich mache den Film.« Ich war glücklich. »Den Stick behalte ich aber. Ich verspreche Ihnen, dass ich ihn gut verwahre und ihn Ihnen am Schluss zurückgebe.«

Das war der Beginn eines Abenteuers. Niemand auf der Insel bemerkte, dass Rosi einen Film drehte. Kein technischer Aufwand, keine Catering Cars, kein Set. Er drehte mit einer kleinen Kamera, die fast amateurhaft wirkte. Auch ich dachte, er mache erste Versuche, dabei drehte er bereits. Ab und zu kam er zu mir ins Ambulatorium, um mir guten Tag zu sagen, und so sind wir Freunde geworden. Einmal bat er mich um die

Erlaubnis, zu filmen, während ich bei einer schwangeren jungen Frau, die wenige Stunden zuvor an Land gegangen war, eine Ultraschalluntersuchung machte. Ein andermal filmte er mich, während ich Samuele untersuchte, einen überaus lebhaften Lampedusaner Jungen. Alle fragten wir ihn: »Gianfranco, wann drehst du denn diesen Film?« Er antwortete nicht.

Eines Tages kam er dann und sagte, der Film sei fertig. Ich konnte es nicht glauben, weil alles ohne jedes Aufsehen vor sich gegangen war, ohne jegliche Störung des Insellebens. Er gab mir den Stick zurück, ich schloss ihn an den PC an, um zu überprüfen, ob er in Ordnung war und nichts verändert worden war. Kaum hatte ich ihn geöffnet, erschien ein Bild mit einem Fischerboot voller Migranten. »Erzähl mir davon«, forderte Rosi mich auf, und ich begann zu reden, zu erzählen, ihm zu erklären, wenn einer oben reisen könne, sei das wie ein Ticket erster Klasse, während der Laderaum, ein Inferno ohne Luft und Bewegungsfreiheit, wie die dritte Klasse für diejenigen sei, die sich nicht erlauben können, auf Deck zu reisen. Das wurde dann eine der Schlüsselszenen in *Fuocoammare* (*Seefeuer*). So hat er den Film genannt, *Fuocoammare* war der Ausruf, den die Lampedusaner wiederholten, als 1943 das italienische Schiff *Maddalena* bombardiert wurde und im Hafen in Flammen aufging. Ein Ausruf, der schließlich Eingang in ein Volkslied fand.

Ein paar Monate später bekam ich einen Anruf. Es waren die Produzenten des Films. »Herr Doktor Bartolo, Sie müssen nach Rom kommen, weil wir nach Berlin müssen. Rosis Film ist für die Biennale ausgewählt worden, und wir sind unter den ersten zwanzig.« Ich hatte keine Ahnung, was in dem Film zu sehen war. Sie sagten, ich solle auch meine Frau mitbringen, weil das ein wichtiges Ereignis war. Ich erinnere mich noch, dass Rita und ich, als wir aus dem Wagen stiegen, mit dem wir am Hotel abgeholt worden waren, und uns auf dem roten Teppich wiederfanden, dachten: »Was machen wir hier?«

Dann endlich sah ich zum ersten Mal *Fuocoammare*. Es war wie ein Schlag in die Magengrube. Die Emotion nagelte mich auf meinem Sessel fest, und beim Hinausgehen musste ich unentwegt an das denken, was ich eben gesehen hatte. Das war kein Dokumentarfilm: Es war eine mit Geduld zusammengefügte und mit leiser Stimme erzählte Handlung, langsam und mit einer außergewöhnlichen Kraft, die den Zuschauer unwiderstehlich in ihren Bann zog. Die Szenen hatten sich mir klar und deutlich eingeprägt, Einstellung für Einstellung. Bilder, die anderen, die man in diesen Jahren immer wieder gesehen hatte, scheinbar ähnlich sein konnten. Aber wie Rosi gedreht hatte, ungefiltert, ohne Vermittlung, das machte diese Bilder einmalig und verlieh ihnen ungeheure Wucht. Er hatte es geschafft, und zum Teil hatte auch ich es geschafft, weil es das war, was ich gewollt hatte: eine rohe, aber klare und unmissverständliche Botschaft verbreiten, die jede Verlogenheit und Beschönigung entkräftet. Die das Gewissen aufrüttelt und der Trägheit ein Ende setzt.

In dieser Nacht im Hotel musste Rita mich mehrmals aufwecken. Ich weinte im Schlaf und war in kalten Schweiß gebadet. In der Tat kehrte einer meiner schlimmsten Albträume wieder.

Es war der 31. Juli 2011. Ich war wie immer auf der Mole Favaloro. Am Nachmittag hatte es mehrere Landungen von Flüchtlingen gegeben. Gegen neun Uhr abends kam ein circa zwölf Meter langes Schiff mit zweihundertfünfzig Personen. Ich ging an Bord, und mit einem jungen Arzt begann ich, sie zu untersuchen, und ließ sie dann einzeln an Land gehen. Viele weinten, andere waren sichtlich verzweifelt, andere ließen ihre Tränen fließen, ohne einen Laut von sich zu geben, aber alle waren zerstört, wie vernichtet, und wir konnten nicht herausfinden, warum. Es gab keine Schwerkranken und auch keine Toten. Die Letzten, die von Bord gingen, sagten mir, im Laderaum gebe es ein Problem, mehr nicht.

Es war fast Nacht geworden, und das Schiff war mittlerweile leer. Ich nahm das Handy und öffnete die Luke dessen, was in Wirklichkeit ein Kühlraum für den Fisch war. Die Luke war sehr eng. Ich konnte mich kaum durchzwängen. Als ich einen Fuß auf den Boden setzte, bemerkte ich, dass da etwas Weiches und Ungleichmäßiges war. Ein sehr merkwürdiges Gefühl. Mit dem Fuß tastete ich den Boden ab, es war, als würde ich auf Kissen gehen. Es war zu dunkel und ich schaltete die Taschenlampe am Handy ein. Unterdessen drang mir ein unerträglicher Gestank in die Nase.

Mit der Taschenlampe leuchtete ich den Boden aus und hatte ein grauenhaftes und entsetzliches Bild vor mir. Der Boden war gepflastert mit Leichen. Ich lief auf Toten, vielen Toten. Alle sehr jung. Eine schauerliche Szene, der blanke Horror. Nackt, einer über dem anderen, einige schienen sich zu umarmen. Ich konnte nicht glauben, dass das Wirklichkeit war. Die Wände des Laderaums waren zerkratzt und blutverschmiert. Und die Finger dieser armen Jungen hatten keine Fingernägel mehr. Ich hatte das Gefühl, in einem Höllenkreis von Dantes Inferno zu sein.

Ich ging sofort hinaus und musste mich übergeben. Ich war entsetzt, verstört, vernichtet. Ich sagte denen auf der Mole, was in dem Laderaum war, und keiner konnte es glauben.

Dann stieg ein Feuerwehrmann statt meiner hinunter und begann, die Leichen einzeln herauszuheben. Er schlang ein Seil um sie, und wir zogen sie hinauf.

Wir legten sie auf die Mole. Viele von ihnen hatten mehrfache Frakturen am Kopf und an den Händen. Sie waren mit Knüppeln geschlagen worden. Die Überlebenden waren Brüder, Schwestern und Freunde von denen, die im Laderaum massakriert worden waren. Deshalb weinten sie und waren verzweifelt. Die Bootsführer hatten ihnen gedroht und ihnen verboten darüber zu sprechen, aber als die Polizei anfing, sie zu befragen, erzählten sie die Geschichte dieses Grauens.

Als sie in Libyen an Bord gingen, wurden die ersten fünfzig gezwungen, in den Laderaum hinunterzugehen. Es waren die Jüngsten und Magersten, diejenigen, die am leichtesten durch die Luke passten. Weitere zweihundertfünfzig waren an Deck. Das Boot war überladen. Im Laderaum kam die wenige Luft durch ein kleines Bullauge, und die Abmachung war, dass sie, sobald sie aus dem Hafen heraus waren, von unten heraufkommen durften. Fünfundzwanzig schafften es, nach oben zu kommen, aber das Boot geriet in Seitenlage, also wurden die anderen daran gehindert, den Kühlraum zu verlassen. Sie bekamen keine Luft und versuchten herauszuklettern, aber die Bootsführer schlugen sie mit Knüppeln und drängten sie wieder zurück. Irgendwann begannen sie verzweifelt, alle gemeinsam Druck zu machen, um dieser verfluchten Falle zu entkommen, und nicht einmal Stockhiebe konnten sie zurücktreiben. Doch die menschliche Grausamkeit ist grenzenlos. Die Bootsführer hängten die Tür zur Führerkabine aus, legten sie auf die Luke und setzten sich darauf. Keine Luft mehr, kein Leben mehr.

Eine Viertelstunde. So lang dauerte es, fünfundzwanzig Leben auszulöschen. Eine Viertelstunde, in der diese armen Jungen auf jede erdenkliche Weise versucht hatten zu überleben. Eine Viertelstunde, die ihnen wie eine Ewigkeit vorgekommen sein muss.

Als ich die Leichen untersuchte, wurde mir klar, warum die Wände des Laderaums voller Blut waren: Irgendwann hatten sie alle gemeinsam versucht, mit bloßen Händen die Planken des Laderaums herauszureißen, sie hatten gekratzt bis aufs Blut, bis sie keine Fingernägel mehr hatten, bis an den Fingern nur noch rohes Fleisch war und Holzsplitter unter der Haut. Tagelang konnte ich an nichts anderes denken. Ich war erschüttert. Ich war über ihre Leichen gegangen. Ich hatte sie entwürdigt, ohne es zu wissen. Es ließ mir keine Ruhe. Die Kratzer auf den Planken, die zertrümmerten Knochen, das Blut überall. Vor meinem Geist lief alles ab wie in einem Horrorfilm.

Ich stellte mir diese fünfundzwanzig jungen Leute vor, die verzweifelt schrien. Auch die Kleider hatten sie sich vom Leib gerissen, in dem verzweifelten Versuch, in einem Raum ohne Luft und Licht zu überleben. Und ich stellte mir vor, wie sie mit ihren Händen, die von den Knochenbrüchen schon schmerzten, das Holz herauszureißen suchten. Fünfzig blutige Hände. Fünfundzwanzig schreiende Münder. Und oben die anderen, die hörten, was vorging, und ungerührt bleiben und so tun mussten, als hörten sie die flehenden Stimmen derer nicht, die nunmehr Mäuse waren in einem tödlichen Käfig. Wenn ich an die Verbrecher dachte, die all dies verursacht hatten, packte mich blinde Wut.

In den Albträumen jener Nacht in Berlin brach die Wut mit Macht hervor. Schweißgebadet wachte ich auf, von Angst geschüttelt.

Am nächsten Morgen flogen Rita und ich zurück nach Rom. Sie fuhr weiter nach Lampedusa, ich nicht, weil es sein konnte, dass wir noch einmal nach Berlin mussten. Und so kam es. Nach ein paar Tagen wurden wir nach Berlin gerufen. Die Preisverleihung war am Abend des 20. Februar 2016, Gianfranco Rosi und ich saßen nebeneinander. Jedes Mal, wenn ein Preis vergeben wurde, bangten wir. Fünfter, vierter, dritter Platz, bei jedem Namen, der auf der Bühne genannt wurde, fuhren wir zusammen. Als der Name des Zweitplatzierten genannt wurde, sprangen wir in die Höhe. Wir waren Erster. Wir hatten den Goldenen Bären gewonnen. Wir konnten es kaum glauben. *Fuocoammare* hatte die Juroren überzeugt, und nie werde ich die Worte von Meryl Streep vergessen: »Das ist ein eindringlicher Film, visionär und notwendig.« Die Arbeit von fünfundzwanzig Jahren zog mit Wucht an meinem Geist vorbei, und an jenem Abend riskierte ich einen weiteren Schlaganfall.

Die Freude währte jedoch nicht lang. Denn wenn es wahr ist, dass wir seit damals unsere Botschaft überall verbreiten, so ist doch ebenso wahr, dass diejenigen, die diese Botschaft hätten empfangen sollen, das nicht getan haben. Abschiebungen, Grenzzäune, unüberwindliche Mauern, geschlossene Grenzen, verbarrikadierte Geister und Herzen. Ohne jedes Erbarmen. Kein Gehör auch für die Worte, die Papst Franziskus in Lesbos sprach: »Die größte humanitäre Katastrophe seit dem Zweiten Weltkrieg.« Ebenso wenig Beachtung für die symbolische Geste, drei Flüchtlingsfamilien in den Vatikan einzuladen.

Ich wurde gleich nach diesem Besuch auf Lesbos in einer Privataudienz vom Papst empfangen, und ich las in seinen Augen dieselbe Trauer, die ich von mir kenne, sowie das Bewusstsein, dass man unzerstörbaren und abweisenden Wänden aus Gummi gegenübersteht. Dass man einen hoffnungslosen Kampf kämpft gegen die, die das Problem ausräumen wollen, indem sie es ganz einfach leugnen. An diesem Tag zitterte ich vor Erregung, aber ich hatte mir vorgenommen, ruhig zu bleiben, weil mir in Lampedusa, als der Papst kurz vor dem Schiffbruch vom 3. Oktober 2013 zu Besuch war, die Luft weggeblieben war. Als ich vor ihm stand, konnte ich mich nicht beherrschen und fing an zu weinen. Ich sagte zu ihm: »Heiliger Vater, hilf uns. Hilf uns in Lampedusa, dass wir nicht noch mehr Tote sehen müssen. Holen wir sie in Libyen ab. Setzen wir alldem ein Ende.« Er hat mir einen Rosenkranz geschenkt, den ich seither immer bei mir trage. Dann sprach er von dem Leid, das er auf Lesbos gesehen hatte, dem anderen Lampedusa.

Nach Lampedusa kam *Fuocoammare* zwei Monate später, am 16. April. Eine wunderschöne und wirklich außergewöhnliche Aufführung, weil wir auf der Insel ja kein Kino haben. Gianfranco Rosi und ich waren sehr angespannt, weil wir das Urteil der Lampedusaner fürchteten, die sich von der Geschichte brüskiert fühlen konnten. So war es aber nicht, und mit ein paar kritischen Bemerkungen am Ende ist die Botschaft auch bei uns angekommen.

Doch für mich war der schönste Moment an diesem außergewöhnlichen Tag ein anderer. Die Staatliche Fernsehanstalt Rai wollte der Insel etwas schenken, was nicht notwendig mit den Migranten zu tun hat. Ich bat um Musikinstrumente für das Zentrum für behinderte Kinder. Wenn sie spielten, klimperten sie oft auf den Tasten von Plastikpianolas herum, das war Spielzeug und nicht mehr. Als sie aus den Schachteln ein echtes Keyboard, eine Gitarre und eine flammend rote Zieh-harmonika auspackten, fingen sie an, darauf zu spielen, als ob sie nie etwas anderes getan hätten. Sie waren glücklich, und im Aufenthaltsraum unseres Zentrums war die halbe Insel ver-sammelt und feierte mit. Die Freude in den Augen von Rosal-ba, Celestina, Franco und Salvatore zu sehen, war herzergrei-fend. Es fehlte nur ein Junge, Claudio, den ich besonders gern mag. Als das Fest fast vorbei war und ich schon nicht mehr glaubte, ihn zu sehen, kam er. Zitternd umarmte er mich, dann nahm er die Ziehharmonika und begann darauf zu spielen. An-fangs hatte er Schwierigkeiten, die Tasten zu finden. Doch das war nur ein Augenblick, dann strömte die Musik heraus wie durch Magie. Es war ein wunderbares Schauspiel. Alle musi-zierten, sangen und tanzten.

Ich war wieder zu Hause, und das war der schönste Tag dieser spannungsreichen Monate voller Gefühlsregungen. Das war mein roter Teppich, auf dem das wirkliche Leben stattfin-det.

Das schönste Geschenk

Sehr geehrter Herr Doktor Bartolo, was Sie in der Talkshow mit Fabio Fazio gesagt haben, hat mich beeindruckt und berührt. Ich habe den Zweiten Weltkrieg erlebt, und in meinem Ort war die Resistenza recht aktiv. Mein kleiner Bruder und ich wurden gezwungen, der Erschießung von achtzehn Jungen beizuwohnen. Ich habe lang gezögert, dies abzuschicken, aber heute habe ich mich aufgerafft. Beiliegend finden Sie 50 Euro. Davon kaufen Sie bitte eine Schachtel Kekse für ein gerettetes Kind. Von einer uralten italienischen Oma. Entschuldigen Sie meinen Gefühlsausbruch. Ich segne Sie und sage DANKE für alles. C.«

»Als ich im Fernsehen Ihre Augen sah, war ich berührt, ich musste daran denken, wie viel Schmerz und Verzweiflung sie gesehen haben. Ich würde Ihnen gern die Hand drücken und Sie aus vollem Herzen umarmen. Solange es auf der Welt Menschen gibt wie Sie, ist Hoffnung auf Leben. Ich würde Sie gern persönlich kennenlernen, aber wir sind fern voneinander, auch wenn ich mit dem Herzen bei Ihnen bin. Eine Umarmung. M.«

»Ich habe Ihren Worten aufmerksam gelauscht, Worten, die von Herzen kommen, über Menschen wie wir, mit Händen, Beinen, Augen, Mündern und Herzen wie wir, die nur weniger gut dran sind als wir. Von Kindern, Frauen und Männern, ihrem heutzutage unvorstellbar grausamen Leid, gewollt nicht von Gott, sondern von Menschen, die menschlich nicht sind.

Ich beneidete Sie um Ihre Großzügigkeit und fühlte mich plötzlich unnütz. So viel Verständnis, Solidarität, Einfühlung. Ich bin stolz und zutiefst dankbar für Ihre selbstlose Liebe, die Sie jeden Tag an diese lieblose Menschheit verschenken. A.«

Das sind einige der Briefe, die mich nach dem 3. Oktober 2013 erreichten, das heißt dem Datum, da zum ersten Mal das ganze Gewicht der größten Tragödie dieses Jahrhunderts spürbar wurde.

Die Absender sind oft ältere Leute, die die Erinnerung bewahren und hüten. Aber manchmal geschieht etwas, was mich überrascht und mit noch mehr Freude erfüllt. Wie damals, als ich den Brief einer Schuldirektorin aus Pisa erhielt. Ihre Schüler hatten in dem nationalen Wettbewerb »Der unbesungene Held« den ersten Platz erreicht. Dieser Wettbewerb ist jenen »besonderen Menschen« gewidmet, die nie Eingang in die Geschichtsbücher finden werden, von denen man aber vieles lernen kann. Sie hatten fünftausend Euro gewonnen, und da sie von den vielen geretteten und aufgenommenen Kindern in Lampedusa gehört hatten, hatten sie beschlossen, das Preisgeld dafür zu verwenden, Spielzeug für diejenigen zu kaufen, die weniger gut dran waren als sie. Eine Flut von Paketen und Schachteln mit Plüschtieren, Baukästen, Spielen aller Art erreichte uns. Und auch der »Held« dieses Jahres, der über neunzigjährige Partisan Athos Mazzanti, hatte beschlossen, seinen Preis für denselben Zweck zu spenden.

Viele dieser Geschenke haben wir ins Aufnahmezentrum gebracht. Andere haben wir für das Spielzimmer im Ambulatorium behalten. Das Schöne dabei war, dass die Geste diesmal von Kindern ausging, die sich nicht darauf beschränkten, Geld zu spenden, um Spielzeug zu kaufen, sondern die es selbst ausgesucht und eingepackt hatten und in jedes Päckchen eine Widmung, einen Spruch auf Italienisch und auf Englisch gelegt hatten. »Liebe Kinder«, hieß es in einem Briefchen, »ihr habt eure Länder verlassen, um in Europa eine andere, eine bessere Welt zu finden. Nun müssen wir jungen Leute diese Welt verändern, nach dem Vorbild der Männer und Frauen, die ihr Werk mit Hingabe, Großzügigkeit und Geradlinigkeit vollbringen.« Unter den Geschenken war auch eines für mich. Es auszupacken war aufregend, und ich hüte es eifersüchtig.

Ein paar Tage nach der Ankunft der Geschenke gingen Hunderte Migranten an Land, unter ihnen mehr als fünfzig Kinder. Ich nahm die Spielsachen, lud sie ins Auto und fuhr zum Aufnahmezentrum. Aber die Kinder waren nicht mehr da. Es waren zu viele, und man hatte sie mit dem Flugzeug weggebracht. Erst war ich enttäuscht, aber dann dachte ich, dass es besser so war. Sie hatten die erste Etappe ihrer Reise hinter sich gebracht.

Ich war im Begriff zu gehen, als ein Helfer des Zentrums mich rief. »Doktor, Doktor, da sind zwei Kleine, wollen Sie sie sehen?« Ich ging zurück. Es waren ein Mädchen und ein Junge, bildhübsch. Ich blieb stundenlang bei ihnen und spielte mit ihnen.

Viele Kinder und viele Mütter kamen hingegen am 8. Mai 2016, einem strahlenden Sommersonntag. Meine Mitarbeiter und ich füllten die Kofferräume unserer Autos mit Spielsachen und fuhren zum Zentrum. Ich hatte auch die Schachtel Süßigkeiten bei mir, die ich von den fünfzig Euro der Oma gekauft hatte, die mir einen der Briefe geschrieben hatte. Es war ein Moment großer Freude. Nie war der Muttertag von mehr Bedeutsamkeit als an diesem Tag.

Das Spielzeug, das wir im Ambulatorium aufbewahren, gebe ich den Kindern, wenn sie ankommen. Wir öffnen gemeinsam die Schachteln, dann führe ich sie ins Spielzimmer, und so beruhigen sie sich, während ich ihre Mütter untersuche. Und wenn der Augenblick gekommen ist, da sie gehen müssen, sagen wir ihnen, um ihnen den Abschied von diesem bunten und gemütlichen Ort zu erleichtern, den sie nun gar nicht mehr verlassen wollen, dass sie mitnehmen können, was sie wollen. Und das Schönste ist, dass sie sich darauf beschränken, ein oder zwei Dinge mitzunehmen. Nicht mehr. Als würden sie diesen Ort respektieren, der nach ihnen andere Kinder aufnehmen wird.

Arme von Riesen

Giacomo ist das jüngste meiner Kinder. Als Rita zum ersten Mal schwanger wurde, erzählte ich es sofort meinem Vater. Er war glücklich, denn ich war der einzige seiner Erben, der seinen Familiennamen weitergeben konnte, da mein Bruder Mimmo keine Kinder haben konnte, und sonst hatte ich nur Schwestern. »Hast du den Ultraschall machen lassen?«, fragte mich mein Vater ständig, in der Hoffnung, dass es ein Junge sei. Als er erfuhr, dass es ein Mädchen war, war er ein bisschen traurig, freute sich aber trotzdem.

Bei der zweiten Schwangerschaft wuchs seine Hoffnung, und als wir sahen, dass es auch diesmal ein Mädchen war, war er wieder etwas enttäuscht. Auch weil Rita zwei Mal mit Kaiserschnitt entbunden hatte und eine dritte Schwangerschaft ein Risiko sein würde.

Nach ein paar Jahren war meine Frau erneut schwanger. Diesmal hofften wir alle auf den Jungen.

Eines Morgens im Sommer, Rita war in der zehnten Woche schwanger, hatte ich beschlossen, angeln zu gehen. Ich war besonders müde und gestresst, als ich aufbrach, und Angeln ist eines der wenigen Dinge, die mich wirklich entspannen. Mein Boot, mein Meer und die Stille, die große Stille ringsum. Das ist meine Methode, die bösen Gedanken zu verscheuchen, etwas Heiterkeit und Ruhe wiederzufinden. Noch heute, wenn ich eine Nacht voller Sorgen und Albträume hinter mir habe, ist Angeln mein Antidoton gegen Müdigkeit und Depression.

Ich fuhr also circa vierzig Seemeilen hinaus und begann meine Angelpartie. Die Fische bissen an, dass es eine helle

Freude war. Irgendwann erhalte ich einen Anruf von einem Fischkutter, der sich auf zwanzig Meilen Distanz von Lampedusa befindet. Per Bordradio teilen sie mir mit, dass mein Onkel Ignazio mich von seinem Boot aus zu erreichen versucht. Der Fischkutter fungiert also als Brücke zwischen ihm und mir, weil wir zu weit auseinander sind. Die Mitteilung ist vollkommen klar: Ich muss sofort nach Hause, Rita geht es sehr schlecht.

Ich machte kehrt und drehte den Motor voll auf. Zwei Stunden. So lang brauchte ich. Zwei schreckliche Stunden. Meine Frau brauchte mich, und ich war nicht da. Ich dachte an nichts anderes. Ich fürchtete um das Kind, vor allem aber um sie. Wenn ich Rita verlieren würde, wäre das das Ende für mich. Sie ist meine andere Hälfte, mein Alter Ego, ohne sie könnte ich nicht leben.

Im Hafen ließ ich das Boot mit allem darin zurück und vertäute es nicht einmal am Poller. Zu Hause fand ich Rita auf dem Bett liegend. Sie verlor Blut. Es war ein Abort gewesen. Ein furchtbarer Schlag. Wieder ein Mädchen. Wir fuhren nach Palermo ins Krankenhaus, und während die Ärzte sie in den Operationssaal schoben, dachte ich, dass das einzig wirklich Wichtige war, dass meine Frau gerettet wurde.

Dann die Entscheidung. Wir würden keine weiteren Kinder bekommen. Wir hatten zwei prächtige Töchter, wir wollten kein Risiko mehr eingehen.

Wieder verging Zeit, und eines Tages eröffnete Rita mir, dass sie wieder schwanger war. Ein Kind ist ein Geschenk Gottes, und natürlich waren wir froh. Meine einzige Sorge war, dass es meiner Frau und dem Geschöpf, das sie im Schoß trug, gut ging. Ob Junge oder Mädchen, nach allem, was wir durchgemacht hatten, war mir das gleichgültig geworden.

Als wir dann jedoch entdeckten, dass es ein Junge war, waren wir beide vor Freude außer uns, und auch Grazia und Rosanna waren glücklich: endlich das lang ersehnte Brüderchen. Am liebsten wäre ich sofort aus dem Ultraschallraum hinaus und zu meinem Vater gelaufen, um ihm die Nachricht zu überbringen. Um ihm zu sagen, dass Giacomo Bartolo da war, der männliche Enkel, auf den er so lang gewartet hatte. Leider aber erfuhr er es nie. Er war kurz zuvor gestorben.

Die Geburt war sehr schwierig, es war der dritte Kaiserschnitt. Einige Minuten lang, die mir vorkamen wie eine Ewigkeit, atmete Giacomo nicht, er weinte auch nicht. Wir massierten und stimulierten ihn, und bald darauf stellten sich die Lebensfunktionen ein. Rita und ich waren sehr besorgt, weil Asphyxie beim Neugeborenen bleibende Hirnschäden hinterlassen kann. So überwachten wir ihn ständig, und im Alter von einem Jahr brachten wir ihn zu einem Neurologen. Nicht nur hatte Giacomo überhaupt kein Problem, er ist auch ein äußerst aufgeweckter Bursche mit einer brillanten Intelligenz.

Als kleiner Junge hing mein Sohn in geradezu krankhafter Weise an mir. Überallhin lief er mir nach. Um zur Arbeit zu gehen, musste ich das Haus heimlich verlassen, und wenn er es bemerkte, weinte er stundenlang. In der Grundschule in Lampedusa wurden seine Schulhefte von den Lehrerinnen herumgezeigt, weil sie so perfekt waren. In der dritten Klasse der Grundschule schrieb er ein Gedicht, das ich immer bei mir habe. Durch das Herumtragen in verschiedenen Portemonnaies ist es ganz zerknittert, aber ich bewahre es mit größter Sorgfalt auf. Es ist der Kindervers vom Augenkobold.

Glänzende Augen der Perserkatze,
herabstoßender Blick eines Gebirgsfalken;

Luchsaugen, die den Boden absuchen,
Flammen in den Augen eines fliegenden Adlers;
blaue Augen, braune Augen,
glückliche Augen und ein bisschen komische Augen;
zufriedene Augen von fleißigen Schülern,
wenn bald Ferien sind;
sie sind schön, alle Augen der Welt,
weil der Sehsinn ein großes Geschenk ist.

Mit dreizehn Jahren jedoch musste auch Giacomo nach Palermo. Wir entschieden uns für ein renommiertes geistliches Internat. Doch anfänglich weigerte man sich dort, ihn aufzunehmen, weil er Lampedusaner war und sie mit Schülern von der Insel schlechte Erfahrungen gemacht hatten. Spontan hätte ich die Lehrer der Schule am liebsten zum Teufel gejagt, aber wir hatten keine Wahl, also schluckte ich die Kröte, ohne zu mucken, ja, versuchte den Rektor davon zu überzeugen, dass er meinen Sohn auf die Probe stellen solle, und versicherte ihm, dass ich ihn, wenn er sich schlecht aufführte, von der Schule nehmen würde. Sie änderten ihre Meinung jedoch in kürzester Zeit, und zwar so gründlich, dass Rita von den Lehrern einbestellt wurde: »Der Junge lernt zu viel, nicht dass Sie ihm zu viel Druck machen und ihn überfordern?« Sie antwortete, nein, wir hätten damit nichts zu tun, es sei eine Frage des Charakters.

Nie werde ich den Tag vergessen, als ich meinen Sohn verließ. Sofort kam mir der Zeitpunkt in den Sinn, als mein Vater mich in Trapani bei der alten Frau zurücklassen musste. Die Räume des Internats waren kahl und grau. Ich fühlte mich elend, durfte es Giacomo aber nicht merken lassen. Er blieb stumm, sagte kein Wort, ohne eine Andeutung von Protest.

Und er verabschiedete sich von mir, ohne zu erkennen zu geben, wie es in ihm aussah.

Wir hörten uns jeden Tag am Telefon, und das war sehr traurig. Nach einem Monat fasste er sich ein Herz: »Papa, ich will nicht länger hier bleiben. Ich will bei meiner Schwester wohnen.« Rosanna studierte damals und lebte in einer kleinen Wohnung. Sie war sofort bereit, ihn aufzunehmen, und fünf Jahre lang spielte sie Mutter für ihn. Noch einmal wiederholte sich die Geschichte: Sie tat für ihren Bruder das, was meine Schwester Enza in Syrakus für mich getan hatte. Sie umsorgte ihn in allen Belangen. Sie ging an unserer Stelle zu den Elternsprechtagen. Sie kümmerte sich um Giacomo, der unterdessen seine Leidenschaft für Wissenschaft, Kunst und Literatur nährte.

Nach dem Abitur stellte sich die Frage, welche Fakultät er wählen wollte. Rita und ich waren immer der Ansicht gewesen, dass unsere Kinder ihren eigenen Weg gehen sollten und wir ihre Entscheidungen nicht beeinflussen durften. So wurde Grazia Architektin und Rosanna Rechtsanwältin. Natürlich hoffte ich, dass wenigstens er unseren Beruf ergreifen würde. Da beging ich einen Fehler. Auch ohne Vorschriften fühlte mein Sohn sich unleugbar gedrängt, sich in Medizin einzuschreiben. Problemlos bestand er die Aufnahmeprüfung an zwei Universitäten, er ging nach Rom und bestand alle Prüfungen des ersten und zweiten Jahres.

Dann kreuzte er eines Tages zu Hause in Lampedusa auf. »Papa, Mama, ich muss mit euch reden.« Ich verstand sofort. »Ich habe versucht, euch zufriedenzustellen, und Medizin gefällt mir sehr. Meine Leidenschaft liegt aber anderswo, und das wisst ihr schon immer.« Er krempelte alles um und schrieb sich in Mailand in Literaturwissenschaft ein. Das war sein Weg, und wir konnten und durften ihn nicht daran hindern, wohin auch immer er ihn führen würde.

Giacomo liebt den Fischfang nicht. Im Sommer in Lampedusa habe ich Mühe, ihn dazu zu bringen, dass er mit mir im Boot mitfährt. Ich lächle bei dem Gedanken daran, wie ich unter dem Druck der Notwendigkeit gezwungen gewesen war, jedes Mal, wenn ich auf meine Insel zurückkam, meinen Vater auf der *Kennedy* zu begleiten.

Manchmal jedoch beschließt mein Sohn, mir entgegenzukommen, und das sind dann die schönsten Momente, die wir gemeinsam verbringen. Nur er und ich. Ich könnte stundenlang seiner Stimme lauschen. Denn er besitzt die Gabe, selbst die banalste Sache in ein Ereignis zu verwandeln, das eine kunstvolle Erzählung verdient.

Giacomo und ich sind vom Charakter her sehr verschieden, und oft wirft er mir vor, dass ich zu impulsiv bin, zu wenig rational, dass ich nicht an die Folgen dessen denke, was ich tue. Manchmal geraten wir aneinander, und dann scheint es fast, als wären die Rollen vertauscht, als wäre er der Vater und ich der Sohn. Giacomo weiß sehr gut, dass ich mich nicht ändern kann, dass ich das, was ich tue, auf eine andere Weise nicht tun könnte, dass ich in der Behandlung heikler und wichtiger Fragen, vor allem dort, wo es um das Leben und das Schicksal von Menschen geht, niemals diplomatisch sein könnte. Und nach und nach, wenn auch unter Schwierigkeiten, akzeptiert er das. So wie ich akzeptiere, dass seine Kritik und seine Vorwürfe mich zwingen innezuhalten und nachzudenken, in meinem immer hektischeren Leben eine Pause einzulegen.

Hinausfahren und meine Angeln auswerfen, geduldig warten: Das ist für mich die einzige Art und Weise, mit mir selbst in Einklang zu sein. Oft jedoch kommt mir in der absoluten Stille ohne Grund ein Erlebnis in den Sinn, eines von vielen.

Es taucht an einem nicht näher präzisierten Punkt in diesem furchtbaren Puzzle auf, das immer mehr Picassos außerordentlichem Meisterwerk, *Guernica*, gleicht, mit seiner ganzen Ladung an Gewalt und Brutalität.

Eines Morgens wehte auf Lampedusa ein starker Südwestwind. Ein großes Boot näherte sich der Insel, es verfehlte jedoch, wie das häufiger geschieht, die Einfahrt in den Hafen und prallte gegen den Felsen bei Cala Galera, der Landspitze, die zur Isola dei conigli hinüberzeigt. Wir liefen alle zu den Felsen. Die Wellen schienen wie Arme von Riesen, die das Boot aufgriffen und es ins Wasser schleuderten, die Schiffswände in ihre einzelnen Planken zerlegten. Jedes Stück Holz herausrissen und zertrümmerten. Im Lauf einer Stunde war das Boot vollständig demoliert.

An Bord hatten wir niemanden gesehen. Und auch wenn da jemand gewesen wäre, es wäre unmöglich gewesen, ihn zu retten. Die Patrouillenboote konnten nicht näher an das Wrack heran. Es schien ein Geisterschiff. Und so wie es aufgetaucht war, verschwand es vor unseren Augen, komplett zertrümmert, vom stürmischen Meer verschlungen.

Etliche Tage vergingen. Das Wetter war nach wie vor sehr schlecht. Wir suchten die Insel ab, um zu sehen, ob jemand schwimmend an Land gekommen war und sich gerettet hatte. Wir fanden niemanden. Niemand hatte die Küste erreicht.

Nach fast einer Woche beruhigte sich das Meer langsam. Da gelangten die Patrouillenboote wieder an die Stelle, die

Taucher der Carabinieri an Bord. Sie suchten systematisch das ganze Gebiet ab, wo die letzten Überreste des Schiffes verschwunden waren. Die Suche war ergebnislos. Die Taucher insistierten jedoch. Sie dehnten das Suchgebiet aus und konnten viele Leichen bergen, wieder einmal. Sie legten sie nacheinander auf der Mole ab.

Wir begannen mit der Leichenschau. Ich musste Leichen in jämmerlichem Zustand untersuchen. Angefressen von Fischen, voller Flöhe, Parasiten, sogar Seesterne hatten sich auf ihnen angesiedelt. Die langen Tage auf dem Meeresgrund hatten diese armen Jungen in zerfressene und zerschlissene Stücke Fleisch verwandelt. Anfangs halfen mir zwei Militärs vom Hafenamt und der Küstenwache, aber selbst Leute wie sie, die einen robusten Magen haben, hielten das nicht aus.

Man konnte eine solche Verwüstung nicht lang ansehen, und der schreckliche Gestank, verursacht durch den Prozess der Verwesung, drang in die Nase und ins Gehirn und löste eine Art Betäubung aus. Ein so scharfer und stechender Geruch, dass man ihn auch Stunden später noch nicht loswurde.

Ich musste nach Hause gehen, nachdem ich die ersten fünf Leichen untersucht hatte. Nachdem ich sie von den Parasiten befreit und ihnen ein würdiges Aussehen verliehen hatte. Unablässig stand mir diese Szene vor Augen. Ich hatte Brechreiz, verspürte permanent Ekel, und der Gestank saß mir im Kopf. Ich war völlig erledigt.

Wenig später kehrte ich an meinen Platz auf der Mole zurück, allein. Die Taucher fanden immer noch vereinzelte Leichen. Ich konnte so nicht weitermachen. Da bat ich Cesare um Hilfe, einen jungen Mitarbeiter aus dem Aufnahmezentrum. Er stellte sich sofort zur Verfügung, aber nach der ersten Leichenschau hielt auch er es nicht mehr aus. »Doktor«, sagte er zu mir, »tun Sie mir einen Gefallen: Holen Sie mich nicht mehr. Ich kann danach nachts nicht schlafen, es geht mir schlecht, ich muss mich übergeben …« Und er ging, wenn es ihm auch sehr leidtat.

Vorher bat ich ihn jedoch, mir zu helfen, die Särge zu schließen, in die ich die Leichen gelegt hatte. Auch das ist meine Aufgabe, und sie ist nicht leicht. Es ist ein sehr symbolischer Akt, der mit der nötigen Achtung gegenüber denen vollbracht werden muss, die unsere Brüder oder Söhne sein könnten und die eine würdige Beisetzung verdienen.

Auch die Beharrlichkeit der Taucher, die um jeden Preis die Opfer vom Meeresboden bergen wollen, ist ein Zeichen großen Respekts. Es bedeutet, die Würde derer zu wahren, die bis zum letzten Atemzug um ein Leben gekämpft haben, das diesen Namen verdient.

Tagelang machten wir so weiter. Am vorletzten Tag sah ich von fern Cesare kommen. »Doktor, ich hab' darüber nachgedacht. Sie tun mir leid. Es ist nicht richtig, dass Sie allein sich um alles kümmern müssen. Ich will Ihnen helfen. Machen Sie sich keine Sorgen, ich habe mir Mut gemacht.« Er hatte eine große Schere mitgebracht, mit der sich sogar Holz schneiden ließ. Denn eines seiner Probleme war gewesen, diesen armen jungen Menschen die Kleider auszuziehen. Sie ausziehen und untersuchen, sie sauber machen und so gut wie möglich in einen Sarg betten.

»Cesare, du hast dir eine dicke Haut zugelegt«, sagte ich, um die Situation zu entdramatisieren. Er erwiderte mit einer Grimasse, die ein Lächeln sein sollte, seine Augen aber lächelten überhaupt nicht. Diese Erfahrung, die er zum ersten Mal machte, war eine schwere Prüfung für ihn.

Das Fazit: achtzehn verlorene junge Leben.

»Anständige« Leute

Im Winter weht auf Lampedusa oft ein sehr starker Maestrale. So stark, dass die Wellen gegen die Felsenküste schlagen und so hoch aufspritzen, dass sie als feiner Regen auf den Ort herabnieseln.

Vor vielen Jahren endete ein Handelsschiff zwischen den Felsen im nördlichen Teil der Insel. Die Seeleute machten sich durch Leuchtraketen bemerkbar. Die Patrouillenboote konnten wegen des hohen Seegangs den Hafen nicht verlassen und hätten auch nicht zu dem Schiff gelangen können. Die Mannschaft war verzweifelt, der Gewalt des Sturms ausgeliefert.

Mein Vater und seine Kollegen beschlossen, die Rettung zu versuchen. Die *Kennedy* war robust, und sie waren überzeugt, sie würden es schaffen. Wir liefen alle zu der Stelle, um dem Fischkutter zuzusehen, wie er das Wunder vollbrachte. Wir waren angespannt. Voller Schrecken drückte meine Mutter fest meine Hand.

Die *Kennedy* bewegte sich auf das Handelsschiff zu, konnte sich aber nicht allzu sehr nähern, sonst wäre sie womöglich an den Klippen zerschellt. Mein Vater und seine Gefährten ließen einen Anker hinab, er hing an einem Stahlseil, das an einer Winde befestigt war. Ganz langsam zogen sie sich so an das Frachtschiff heran. Als sie nah genug waren, ließen sie die Matrosen an Bord kommen. Sie mussten viel Kraft aufwenden, damit diese Männer die wenigen Meter zurücklegen konnten, die nötig waren, um sich in Sicherheit zu bringen. Schreie, Manöver an der Grenze des Unmöglichen, und wir, in größter Angst, beobachteten alles von oben. Die ganze Insel verfolgte die Aktion mit angehaltenem Atem. Es waren dramatische Momente. Wir hatten den Eindruck, die beiden Schiffe würden jeden Augenblick zusammenstoßen, und wenn das geschehen wäre, wäre keiner lebend aus diesem waghalsigen Unternehmen hervorgegangen.

Die Aktion war mehr als riskant, aber mein Vater und die anderen Fischer dachten keinen Augenblick daran, aufzugeben.

Als sie in den Hafen zurückkehrten, wurden sie wie Helden empfangen. Obwohl alle erschöpft waren, gab es an diesem Abend bei uns zu Hause ein großes Fest, und die wundersam Geretteten des Frachtschiffs konnten gar nicht aufhören, den mutigen Männern zu danken, die ihr Leben aufs Spiel gesetzt hatten, um sie zu bergen.

Es war die Nacht vom 7. auf den 8. Mai 2011. Der übliche Anruf, diesmal von der Finanzpolizei. »Doktor, wir begleiten ein großes Boot voller Menschen.« Meine Mitarbeiter und ich eilten wie immer zur Favaloro-Mole. Das Boot war nur wenige Meilen von Lampedusa entfernt aufgebracht worden. Damals hatte die EU-Mission noch nicht begonnen, und die Schiffe mussten viele Meilen zurücklegen, ehe man ihnen zu Hilfe kommen konnte. Von Lampedusa aus fuhren ständig die Patrouillenboote der Finanzpolizei, des Hafenamts, der Carabinieri, der Polizei und der Feuerwehr zwischen dem Hafen und den »Meereskarren« hin und her. An diesem Abend befehligten die Finanzpolizisten mit den gelben Flammen am Kragenspiegel den Rettungseinsatz.

Die Arbeit, die diese Jungs, diese Männer tagtäglich vollbringen, ist enorm. Manchmal möchte man meinen, das Leben in Uniform sei faszinierend, und oft ist es das auch. Selten jedoch denkt man an die Strapazen, die diese Militärs auf sich nehmen müssen. Immer fern von ihren Familien und, wie in unserem Fall, stets bereit, aufs Meer hinauszufahren, ob es ruhig oder stürmisch ist. Bereit zum Hilfseinsatz und womöglich dazu, das eigene Leben in Gefahr zu bringen. Ich habe sie an der Mole ankommen sehen, kein Gramm Kraft mehr in den Armen. Den Armen, die zupacken, Männer, Frauen und Kinder retten müssen, bevor es zu spät ist, bevor sie nur noch zu bergende Leichen sind. Oft kommen die Patrouillenboote gerade noch rechtzeitig, um zu sehen, wie ein Boot wie in Zeitlupe kentert und Dutzende von Flüchtlingen ins Meer kippt, oder wie Schlauchbooten plötzlich die Luft ausgeht und sie ihren Inhalt in die Tiefe gleiten lassen. Und wenn man sich nicht beeilt, wenn man nicht schnell zupackt, selbst bei Seegang acht, ist jede Anstrengung umsonst.

In dieser Nacht fuhren zwei Patrouillenboote hinaus, und das Wetter war wirklich miserabel. Sie legten an dem mit Flüchtlingen überfüllten Boot an, und zwei Militärs gingen an Bord, um es in den Hafen zu steuern. Ein Patrouillenboot fuhr voraus, eins hinterher. Das Meer wurde immer unruhiger, an Bord waren fünfhundertvierzig Menschen. Enorm viele. Nach einer Weile sahen wir von der Mole aus die zwei Patrouillenboote näherkommen, von dem großen Boot keine Spur.

Wie man später feststellte, war das Steuer zerbrochen, und statt in den Hafen einzufahren, war das Boot wenige Meter vor der Küste auf Felsen aufgelaufen, dort wo die *Porta d'Europa* steht, das Tor Europas, das symbolische Willkommensdenkmal der Lampedusaner.

Sofort eilten wir alle dorthin. Meine Mitarbeiter und ich mit den Ambulanzwagen, die Militärs, die freiwilligen Helfer, die

Journalisten und vor allem die Inselbewohner, die gehört hatten, was passiert war. Viele, sehr viele Lampedusaner. Es war mittlerweile tief in der Nacht. Die Wellen brachen sich mit unerhörter Wucht an den Felsen. Das Boot war aufgelaufen und schaukelte nach rechts und nach links, was die Hilfsaktion noch schwieriger machte. Wer schwimmen konnte, hatte sich ins Wasser gestürzt, um die wenigen Meter zu überwinden und sich in Sicherheit zu bringen. Wir bildeten eine lange Menschenkette, um diejenigen zu begleiten, die Angst hatten und nicht im Wasser landen wollten. Ich erinnere mich noch an Mimmo, einen der Flughafenmitarbeiter, der, ohne zu zögern, ins Meer hechtete und unermüdlich Menschen aufgriff. Denn das Meer gab keine Ruhe, es machte alles schwierig, komplex, fast unmöglich.

Frauen, Kinder. Da war ein vier Monate alter Nigerianer, Severin. Wir nahmen ihn der Mutter ab, die sichtlich in Schwierigkeiten war, und übergaben ihn einer Journalistin, die Schreibblock und Stift an Land gelassen und sich in die Menschenkette eingereiht hatte. Elvira, so ihr Name, brachte dann die ganze Nacht damit zu, die Mutter des Kleinen zu suchen, die voller Verzweiflung davon überzeugt war, ihn verloren zu haben. Sie fand sie bei Morgengrauen und legte ihr Severin in die Arme. Es war eine rührende und unvergessliche Begegnung: zwei Frauen in Tränen aufgelöst, so verschieden und doch so ähnlich in diesem Moment großer Anteilnahme. Für ihre Tat wurde Elvira dann zum *Cavaliere della Repubblica* ernannt. Und ich war glücklich darüber, denn wir brauchen heute solche Symbole, um unsere Botschaft immer stärker und nachhaltiger zu vermitteln. Um Zugang zu den Herzen der Menschen zu finden und der ganzen Welt klarzumachen, dass wir es bei den Flüchtlingen mit anständigen Leuten zu tun haben, die uns dankbar sind für die Aufnahme, die wir ihnen bereiten. Menschen, die sehen, wozu wir bereit sind, um ihnen beizustehen und zu helfen. Menschen, die dagegen viel Bitterkeit und Enttäuschung empfinden, wenn wir sie zurückweisen und ihnen das Gefühl geben, sie seien nicht erwünscht.

Drei Stunden. So lange brauchten wir, um fünfhundertvierzig Personen in Sicherheit zu bringen. Sie waren erschöpft. Wir alle waren erschöpft. Todmüde, aber zufrieden. Wir hatten sie gerettet. Alle. Oder wenigstens glaubten wir das.

Nachdem ich die ganze Nacht hindurch gearbeitet hatte, ging ich nach Hause. Rita machte mir einen kochend heißen Kaffee und streichelte mir den Kopf. Es vergingen nur wenige Stunden, und wieder klingelte das Telefon. »Doktor, Sie müssten bitte zur *Porta d'Europa* kommen.« Ich fragte mich nach dem Grund, denn als ich ging, waren sie noch dabei gewesen, den Hergang des Geschehens zu rekonstruieren. Aber ich zog mich an und ging.

Das Boot schaukelte noch, obwohl sich das Wetter etwas gebessert hatte. Vor Ort waren die Taucher. Und am Boden die Leichen von drei jungen Männern. Die hatten sie unter dem Kiel des Bootes herausgeholt und hatten dabei riskiert, zerquetscht zu werden. Drei blutjunge Männer. Wir brachten sie in die Totenkammer des Friedhofs, und wie immer musste ich die Leichenschau vornehmen. Bei einem von ihnen war jeder einzelne Knochen im Leib gebrochen. Von Kopf bis Fuß.

Ich war völlig zerstört, als ich den Friedhof verließ. Mir war, als hätte mich ein Panzer überrollt.

An diesem Tag war in den Bars von nichts anderem die Rede. Wir alle waren tätig geworden. Überall machte sich Trauer und ein Gefühl der Niederlage breit. Und noch wussten wir nicht, dass uns das Schlimmste noch bevorstand.

Das Problem ist der Mensch, nicht Gott

Ich bin gläubig und denke, dass mein Gott nicht verschieden ist von dem, an den andere glauben. Wenn ich mich verloren fühle, wenn mir die Energie ausgeht, wende ich mich an die Madonna di Porto Salvo. Sie ist die Schutzpatronin von Lampedusa. Ich bitte die Mutter aller Mütter, mir Kraft zu geben und mir zu helfen, ihre Kinder zu retten, all die Kinder, die übers Meer kommen. Und ich bitte sie, dafür zu sorgen, dass sie lebend das Land erreichen, dass ich keine Toten mehr sehen muss, dass ich nicht mehr leblose Kinder im Arm halten muss.

Kurz vor der Tragödie vom 3. Oktober 2013 traf eine Nachricht ein, die vielen Lampedusanern missfiel. Unser Pfarrer, Stefano Nastasi, der einmal Papst Franziskus auf die Insel gebracht hatte, war nach Sciacca versetzt worden. »Wir bereiten uns auf neue Meere vor, auf eine neue Seefahrt. Das Wichtigste ist, wie immer, eine gute Mannschaft«, schrieb Don Stefano auf Facebook, er hatte bei der Bewältigung der schwierigen und unvorhergesehenen Phase, die die Insel durchmachte, eine entscheidende Rolle gespielt. »Die Empfindlichkeit der Migranten, ihre Bitten und ihr Schmerz haben uns bereichert«, erklärte er, nachdem er die Insel verlassen hatte, »sie haben uns geholfen, unsere eigene Fehlbarkeit und Empfindlichkeit besser zu verstehen.«

An seiner Stelle kam Don Mimmo Zambito. Als ich ihn das erste Mal sah, hätten wir uns fast geprügelt. Das mag absurd scheinen, aber so ist es. Schon lange hatte die Pfarrgemeinde die *Casa della Fraternità*, das Haus der Brüderschaft, zur Verfügung gestellt, eine Einrichtung der Caritas, um die unbegleiteten Jugendlichen unterzubringen. Dann war es zu sehr unerfreulichen Zwischenfällen gekommen, einige Jungen hatten angefangen zu randalieren: eingetretene Türen, verbrannte Matratzen und sogar Steinwürfe auf Militärs.

Eines Tages erreichten bei einer Landung zwanzig junge Männer die Insel, die an Krätze litten. Im Aufnahmezentrum war kein Platz mehr für sie. Es wurde beschlossen, sie ins Haus der Brüderschaft zu verlegen. Der Maresciallo der Carabinieri ging Don Mimmo Bescheid sagen, der ihn daraufhin anschrie: »Das könnt ihr mir nicht auch noch antun. Lasst mir wenigstens Zeit, das Haus in Ordnung zu bringen!« Ich hatte die Jungs unterdessen schon auf die Toiletten geführt und die Krätzebehandlung begonnen. Don Mimmo kam zu mir und wetterte gegen mich. Da konnte ich nicht mehr an mich halten. Ich beschimpfte ihn, ließ meine ganze Wut an ihm aus, und fast wären wir handgreiflich geworden.

Die Wahrheit ist, dass wir erschöpft waren. Wir hatten die Nerven verloren.

Als ich die Behandlung beendet hatte, ging ich zu ihm und entschuldigte mich. Er tat desgleichen. Seither sind wir gute Freunde, und die seltenen Male, dass ich es schaffe, sonntags zur Messe zu gehen, bleibe ich nach dem Gottesdienst da und unterhalte mich mit ihm. Ich werde meinen Kummer los, erzähle ihm von den unendlich vielen Problemen, die wir bewältigen müssen. Er findet immer ein ermutigendes Wort und ermuntert mich, auf diesem Leidensweg voranzugehen. »Denn, Pietro«, sagt er zu mir, »können wir etwas anderes tun? Haben wir eine Wahl?«

Ich werde oft gefragt, ob nicht manchmal mein Glauben an

Gott wankt, wenn er all dieses Leid zulässt. Gott? Was hat Gott damit zu tun? Es sind die Menschen, die dieses Leid verursachen, nicht Gott. Gierige, erbarmungslose Menschen, die nur an Geld und Macht glauben. Und ich rede nicht von denen, die den Menschenhandel organisieren. Ich rede von denen, die ihn zulassen, von denen, die einen Teil der Welt in Armut halten wollen, die die Konflikte schüren, sie aufrechterhalten und finanzieren. Das Problem ist der Mensch, nicht Gott.

Eine Niere verkaufen, um aus dem eigenen Land zu fliehen. Um das Ticket für eine zu teure Reise bezahlen zu können. Das ist es, was viele Verzweifelte tagtäglich tun.

Ich wollte es nicht glauben. Es schien mir eine journalistische Übertreibung. Doch es ist alles wahr. Der Beweis sind die Narben, die ich immer häufiger zu Gesicht bekomme, wenn ich die Flüchtlinge untersuche. Von dem enormen Opfer, das sie bereit sind für die Flucht zu erbringen, sagen sie kein Wort. Sie tun es nicht, weil sie Angst haben. Weil sie ein System anprangern müssten, das immer mächtiger wird und von dem wir nur die Spitze des Eisbergs sehen.

Ich habe nachgelesen, habe mich informiert, weil ich verstehen wollte. Was ich entdeckt habe, ist ein grauenhaftes Szenario. Ein Geschäft, das in Afrika beginnt und sich über Dutzende und Dutzende von Ländern erstreckt. Fast zehn Prozent der in den westlichen Ländern transplantierten Organe werden illegal entnommen. Das erklärt niemand Geringeres als die Weltgesundheitsorganisation. Beeindruckende Zahlen. Wer kauft, zahlt gut, je jünger das Opfer, desto besser die Bezahlung.

Was mich noch mehr geschockt hat, ist das Netzwerk aus Ärzten, Technikern, Spezialisten und Helfern, das hinter alldem steht. Denn eine Niere zu entnehmen, sie in adäquater Weise zu konservieren und die Transplantation durchzuführen, ist kein Kinderspiel. Und wer bereit ist, zweihunderttausend Dollar zu zahlen, will sicher sein, dass die Entnahme des Organs nach allen Regeln der Kunst durchgeführt wurde und dass diese verdammte Niere auch wirklich perfekt funktioniert.

Hervorragende Chirurgen, Kollegen, die denselben Eid geschworen haben wie ich, geben sich für dieses schmutzige Geschäft her. Nicht nur das: Wenn man weiter nachgräbt, entdeckt man eine noch schauerlichere Geschichte. Verschwundene Kinder, die an den Meistbietenden verkauft werden, oder genauer, deren Organe an den Meistbietenden verkauft werden; und ich spreche hier nicht nur von Nieren. Unschuldige Kinder, als Ersatzteillager missbraucht. Und ich frage mich, wie man leben kann in dem Wissen, eine Niere, eine Leber im Leib zu haben, die dem gerade verfügbaren Opfer mit Gewalt entrissen wurden …

Im Grunde geht es wie immer um einen enormen Geldfluss. Der von den »entwickelten« Ländern ausgeht und dort auch wieder endet. Das Geld ist ein Dämon, der rücksichtslos das Blut ganzer unterdrückter und ohnmächtiger Bevölkerungen aussaugt.

Vom Menschenhandel zum Handel mit menschlichen Organen. Erleichtert noch dadurch, dass Menschen in Zahlen verwandelt werden, die leicht zu eliminieren sind, ohne Spuren zu hinterlassen.

Zum Glück gibt es einige Menschen, die hinschauen. Die sich dafür einsetzen, bei den Regierungen das Bewusstsein zu wecken, dass diese Verbrechen gestoppt werden müssen. Dass auch in diesem Fall internationale Zusammenarbeit erforderlich ist, um diesen so diabolischen Handel zu unterbinden.

Der Verkauf eines Organs ist eine extreme Tat. Um ihr Ziel zu erreichen, sind die Migranten jedoch zu noch anderen Taten bereit, die weniger schwerwiegend, aber ebenso beunruhigend sind.

Die Tausende von Tunesiern, die 2011 nach Lampedusa kamen, geflohen vor dem arabischen Frühling, der ihr Land erfasst hatte, waren überzeugt, dass sie binnen weniger Stunden nach Italien gebracht und dass sie von dort aus zu weiteren Ländern Europa gelangen würden. Was sie hingegen erwartete, war die Rückführung. Sie mussten zurück nach Tunesien, wo sie fast immer im Gefängnis landeten.

Als sie dies begriffen, versuchten sie auf jede erdenkliche Weise, in sizilianische Krankenhäuser zu kommen. Zu diesem Zweck schluckten sie alles, was in ihrer Reichweite war: Schlüssel der Türen im Aufnahmezentrum, verrostete Eisenteile, sogar Rasierklingen. Die waren besonders gefährlich, weil sie schwere Darmverletzungen verursachen konnten. Ins Ambulatorium kamen damals drei Migranten pro Tag. Auf dem Röntgenbild war deutlich zu erkennen, dass sie etwas verschluckt hatten. Da konnten wir nichts anderes tun, als sie mit dem Hubschrauber nach Palermo zu bringen, weil sie operiert werden mussten, um das Schlimmste zu verhindern.

Sie hatten begriffen, dass das der einzig mögliche Ausweg war. Wenn sie wieder gesund waren, würden sie versuchen zu fliehen. Besser ein Leben in der Illegalität, als in ihrem Land im Gefängnis zu landen.

Der Hubschrauber pendelte ständig zwischen Lampedusa und den sizilianischen Krankenhäusern hin und her. Von dort bekamen wir häufig beruhigende Rückmeldungen. Zwar sah man auf dem Röntgenbild die verschluckten Rasierklingen, aber bevor sie sie verschluckten – das konnten wir nicht wissen –, umwickelten sie sie mit dem Stanniolpapier aus Zigarettenschachteln, was die Klingen weniger gefährlich machte. Doch blieb es dabei, dass der Fremdkörper entfernt werden musste.

Als wir sahen, dass zu viele zu diesem gefährlichen Mittel griffen, sprachen wir mit den Ordnungskräften des Aufnahmezentrums: Sie montierten die Türgriffe ab und entfernten alle Gegenstände, die Schaden verursachen konnten, und wir sagten den Migranten, dass sie, wenn sie an dieser verrückten Praxis festhalten sollten, auf jeden Fall auf der Insel bleiben und im Ambulatorium behandelt würden. So normalisierte sich die Situation nach einigen Tagen.

Wir hatten die vernünftigste Lösung gewählt, aber ich wusste, dass es für die Migranten ein Verdammungsurteil war. Und das machte mich sehr traurig.

»Unkraut verdirbt nicht«

Ich habe Kopfweh. Starkes Kopfweh. Ich bin in meinem Zimmer im Ambulatorium und telefoniere. Ich rege mich auf und schlage mit der Faust auf den Schreibtisch, der von Papieren überquillt und den aufzuräumen ich nie die Zeit habe. Alessandra stürzt herein, lauscht dem Telefongespräch und stoppt mich sofort: »Pietro, was sagst du denn da? Leg auf, mit wem auch immer du gerade sprichst, leg auf.« Sie hat einen entsetzten Gesichtsausdruck, und ich verstehe nicht, warum. Sie nimmt mir den Telefonhörer aus der Hand und legt auf. Ich rege mich noch mehr auf: »Was erlaubst du dir?«, möchte ich sagen, aber in Wirklichkeit kommen nur unverständliche Laute aus meinem Mund.

Alessandra ist meine verlässlichste Mitarbeiterin. Es erscheint mir absurd, dass sie so etwas tun konnte. Also gebe ich weiterhin unzusammenhängende Sätze von mir, und mein Gesicht verzerrt sich zu einer seltsamen Grimasse. Sie wird immer besorgter. Sie läuft hinaus auf den Gang, ruft die Krankenpfleger, und bevor ich mich versehe, befinde ich mich in der Notaufnahme. Ich verstehe nicht. Man legt mir eine Infusion, und ich denke: »Was zum Teufel machen die? Was machen die mit mir?« Ich glaube zu träumen, einen meiner Albträume zu durchleben.

So ist es nicht. Ich bin vollkommen wach, und was rings um mich geschieht, ist real. Ich verstehe, dass die Situation ernst ist, als einer der Mitarbeiter, mit dem ich in der Vergangenheit einige Auseinandersetzungen hatte, zu mir kommt und sagt: »Mach dir keine Sorgen, Pietro, Unkraut verdirbt nicht.«

Dann legen sie mich auf die Tragbahre und bringen mich zum Krankenwagen. Ich möchte rufen »Was soll das alles?«, aber ich kann nicht. Mein Hirn denkt Dinge, die ich nicht ausdrücken kann. Ich habe keine Kontrolle über meinen Körper.

Ich habe Angst. Wieder. Ich gehe unter, diesmal aber bin ich nicht im Wasser. Ich schnappe nach Luft und weiß nicht warum. »Es ist aus«, denke ich zum zweiten Mal in meinem Leben. »Ich sterbe.« Unterdessen sehe ich, wie der Hubschrauber startklar gemacht wird. Die Krankenpfleger holen die Bahre aus dem Krankenwagen. Es ist keine Zeit zu verlieren. Wir gehen an Bord und fliegen los.

Diese Reise werde ich nie vergessen. Die besorgten Gesichter, ich, der ich nicht abschätzen kann, wie ernst die Lage ist. Der Himmel draußen ist klar, hier und da gefleckt von sehr weißen Wolken, die aussehen wie riesige, süße Windbeutel. Während des Flugs laufen vor meinem von der Ischämie geschwächten Geist chaotische Bilder ab, die sich jedoch zuletzt wie zu einem Gemälde zusammenfügen und Kohärenz gewinnen. Ich denke, dass mein Leben im Grunde bis zu diesem Zeitpunkt ein intensives Leben war, bewusst und ohne Bedauern gelebt.

Die Reise dauert etwas mehr als eine Stunde, mir kommt es vor wie eine Ewigkeit. Ich spüre, dass eine Hälfte meines Körpers nach und nach nicht mehr auf Impulse reagiert. Die eine Hälfte meines Gesichts erstarrt. Ich verliere das Gefühl in einem Arm und einem Bein.

Ich denke an Rita, an die Opfer, die ich ihr in all diesen Jahren abverlangt habe. Ich denke an meine Kinder. An einem besteht für mich jedoch kein Zweifel: Sollte ich noch einmal die Wahl haben, ich würde alles genauso machen, wie ich es gemacht habe. Die Nächte auf der Mole, ganze Tage ohne eine Pause, ohne ein Auge zuzutun. Wie damals, als ich mit einem

Kollegen drei Tage lang auf der Mole war und wir uns zum Ausruhen abwechselnd auf der Tragbahre des Krankenwagens ausstreckten. Eine Stunde Halbschlaf und dann wieder auf den Beinen. Als ich den hippokratischen Eid schwor, wusste ich, dass ich mich damit auf eine Mission einließ. Niemals hätte ich allerdings gedacht, dass ausgerechnet das meine Mission sein würde.

Im Krankenhaus in Palermo empfängt mich Mario, ein befreundeter Kollege, mit dem ich viele Schlachten geschlagen habe. Auch er sieht besorgt aus. Man bringt mich sofort zum CT. Dann zum Kernspin. Zum Glück ist die Sache nicht so ernst. Es ist nur eine passagere leichte Ischämie, eine »Tia«, wie es im medizinischen Jargon heißt.

Ich werde im Krankenhaus aufgenommen und behandelt. Nach zehn Tagen möchte ich entlassen werden. Die Kollegen sind dagegen, aber ich unterschreibe, damit ich gehen kann. »Pietro, es ist zu früh«, sagt Mario zu mir, der mich keinen Augenblick allein gelassen hat. »Bleib noch ein paar Tage. Du warst zu starkem Stress ausgesetzt, und wenn das noch einmal passiert, läufst du Gefahr, ganz gelähmt zu bleiben. Überleg dir das gut.« Ich gehe auf eigene Gefahr. Ich kann und will nicht länger dort bleiben.

Alle waren sich sicher, dass ich auch in der Rekonvaleszenzzeit nicht darauf verzichten würde, auf die Mole zu gehen. Denen zu helfen, die mich brauchten, die uns brauchten. Ich kam nach Hause nach Lampedusa. Und dachte an meinen Mitarbeiter: »Unkraut verdirbt nicht.«

In einem Punkt hatte Mario recht: Damals hat mir der Stress wirklich übel mitgespielt, und ausgelöst war er von einem so unerwarteten und so absurden Ereignis, dass es beinahe lächerlich wirkte.

Es war der 2. September 2013. Ich war in meinem Zimmer im Ambulatorium, als das Telefon läutete: »Doktor, Sie müssen sofort ins Rathaus kommen.« Es war ein Maresciallo der Carabinieri. Als ich ankam, fand ich die Mitarbeiter des Bürgermeisters Giusy Nicolini in heller Aufregung. Auf einem Schreibtisch lag ein geöffneter weißer Umschlag. Er kam aus Deutschland. Darin ein weißes Pulver und ein Zettel, auf dem geschrieben stand: »Anthraxgefahr.«

Die Angestellten hatten den Umschlag angefasst, geöffnet und sogar daran gerochen. Wir riefen sofort die Feuerwehr, die für solche Notfälle zuständig ist. Sie kamen und trugen Spezialanzüge; ich sagte ihnen, wie sie mit dem Umschlag umgehen sollten. Anthrax. Wer hatte Anthrax denn je gesehen? Man kann alle erdenklichen Berichte der Welt kennen, aber wenn man mit etwas in Berührung kommt, das man noch nie gesehen hat, kann man alles angelesene Wissen vergessen.

Man hätte eine Dekontaminationseinheit gebraucht. Auf Lampedusa! Die Situation war absurd.

Die Feuerwehrleute versiegelten den Umschlag und gaben ihn mir. Mir, der ich mit der Sache nichts zu tun hatte ... Ich legte den Umschlag in mehrere größere Umschläge, dann benachrichtigte ich die Regionalregierung und das Institut für Zooprophylaxe. Sie wussten auch nicht, was zu tun war.

Es verging ein Tag mit Verhandlungen und Streitigkeiten, dann landete ein Hubschrauber der Finanzpolizei auf der Insel, und der Umschlag wurde nach Palermo gebracht. Wenige Minuten, nachdem ich den Finanzpolizisten den Umschlag übergeben hatte, rief mich der Kommandant der Feuerwehr von Agrigent an und forderte mich auf, die Spezialanzüge, mit denen der Umschlag in Berührung gekommen war, dekontaminieren zu lassen. Ich war außer mir. Das war nicht unsere

Aufgabe, und ich sagte es ihm in aller Deutlichkeit. Das war das Telefonat, das Alessandra am Tag meines Schlaganfalls abrupt unterbrochen hatte.

Die Nachricht von meiner plötzlichen Erkrankung erschreckte alle, weil sie dachten, es könnte eine Folge des Anthrax sein. Zum Glück aber kamen die Ergebnisse recht schnell, sowohl die, die ausschlossen, dass das weiße Pulver Anthrax war, als auch die, die bestätigten, dass es sich bei meinem Anfall um eine passagere Ischämie gehandelt hatte.

Das Ambulatorium ist seit 1991 mein Zuhause. Als ich angestellt wurde, arbeiteten neben mir dort weitere fünf Ärzte. Zwei waren für Linosa bestimmt, aber niemand wollte auf diese Insel gehen, weil es vor allem im Winter passieren konnte, dass das Schiff tagelang nicht anzulegen vermochte, und da saß man dann fest. Oft fuhr also ich hin, um den Kollegen zu erlauben, nach Hause zurückzukehren, nach Sizilien. Sie waren keine Lampedusaner und konnten also gerade einmal zwei Tage in der Woche mit Frau und Kindern verbringen. Nach und nach baten alle um ihre Versetzung, und so blieben wir zu zweit auf der Insel.

Ein paar Jahre später wurde ich zum Verantwortlichen des Ambulatoriums ernannt, und auch der letzte verbliebene Arzt bat mich um die Erlaubnis zu gehen. Ich konnte sie ihm schlechterdings nicht verweigern. Ich sah ein, dass fern von der Familie zu leben ein Opfer war, das man nicht auf Dauer verlangen konnte. Schließlich willigte ich ein. Eine Entscheidung, die mir noch heute vorgeworfen wird, wenn ich um Verstärkung bitte.

Eine wirkliche Stütze ist Alessandra. Sie war für den ärztlichen Bereitschaftsdienst vorgesehen, ist jedoch meine rechte Hand geworden, mein kritischer Geist und leider auch diejenige, an der ich meine Gereiztheit auslasse, wenn die Müdigkeit überhandnimmt.

Hier hat jeder ein Zeichen hinterlassen. Brillante Fachärzte, die aber, wie nur natürlich, das Verlangen verspürten, in ihre Stadt zurückzukehren. Alessandra und ich dagegen sind auf diesem Zipfel Erde geblieben und begegnen dem Alltag und den Notsituationen, meist beiden gleichzeitig.

Seitdem die Bootslandungen so rasant zugenommen haben, ist es uns gelungen, Verstärkung zu bekommen. Einen weiteren Arzt, wenn auch nur mit Zeitvertrag: eine Gynäkologin für die Migrantinnen. Man hatte uns auch eine Kinderärztin genehmigt, aber allein schaffte sie das nicht, und sie verzichtete auf die Anstellung. Ein Arzt arbeitet in der Ersten Hilfe mit zwei weiteren im Bereitschaftsdienst. Einer der beiden kommt, zusammen mit der Gynäkologin, immer mit mir auf die Mole. Des Weiteren stehen ein Kardiologe und ein Anästhesist zu Verfügung. Kurzum, im Lauf der Zeit ist es uns gelungen, eine Einrich-tung mit zweiundzwanzig Fachrichtungen wachsen zu lassen, die auch den Gästen des Aufnahmezentrums zur Verfügung steht.

Eines Tages ereignete sich ein Vorfall, an den ich mich gern erinnere. Wir kamen von der Vorführung von *Fuocoammare* zurück. Ich wurde ständig von TV-Sendern zu Interviews eingeladen. Da ich von Nahem nicht gut sehe, setzte ich, wenn ich etwas lesen musste, die Brille auf. Sie hat ein besonderes Gestell, das man zusammenklappen kann. Nach einiger Zeit bekam ich eine Mail von der Firma, die diese Brillen herstellt.

Man dankte mir für die Werbung, die ich unabsichtlich für sie gemacht hatte, und fragte mich, wie man sich erkenntlich zeigen könne. Ich packte die Gelegenheit beim Schopf.

Wenn wir die Migranten untersuchen, verschreiben wir ihnen oft Brillen, aber wir wissen genau, dass sie die nicht kaufen werden. Also bat ich den Hersteller, Brillen mit Gläsern in unterschiedlicher Dioptrienstärke zu schicken.

Ein paar Tage später fand ich im Ambulatorium eine riesige Schachtel mit vielen, vielen Brillen.

Eine unbeabsichtigte Werbung hatte immerhin etwas Gutes bewirkt.

Unsere »Arbeitslast«, wenn man das so nennen kann, wird immer mehr. Denn wir befassen uns nicht nur mit den Migranten, die an der Mole ankommen. Wenn die Schiffe von Frontex schwere Fälle an Bord nehmen, transportieren wir sie im Hubschrauber oder im Patrouillenboot hierher. Es wäre keine Zeit, sie anderswohin zu bringen oder die Landung in einem italienischen Hafen abzuwarten.

Wir haben Mühe, die allergrößte Mühe, alles zu bewältigen, insbesondere, weil wir uns, wenn wir auch viel unserer Energie den Migranten widmen, tagtäglich dafür einsetzen, den Lampedusanern die bestmögliche Versorgung zu bieten. Die Kinderärztin und die drei niedergelassenen Ärzte im Ort, darunter meine Frau Rita, reichen nicht aus.

Große Hilfe kommt da vom Pflegepersonal und den Angestellten des Ambulatoriums, die nie auf die Uhr schauen, die sich nicht drücken, wenn sie mitten in der Nacht zur Notfallambulanz gerufen werden und tagelang ununterbrochen dort bleiben müssen.

Das ist das Ambulatorium von Lampedusa. Das ist nicht Pietro Bartolo, es sind die Frauen und Männer, die mit dem

Kopf und dem Herzen alles mit mir teilen, was auf unserer Insel geschieht.

Und da wir niemals aufgeben und vor Herausforderungen nicht zurückschrecken, verfolgen wir zusammen mit dem Gesundheitsamt von Palermo ein ehrgeiziges Projekt: ein Zentrum für humanitäre Medizin und Medizin der Immigration zu schaffen. Das wird nicht leicht sein, aber ich bin sicher, wir schaffen es.

Favour mit den großen Augen

25. Mai 2016, zwei Uhr nachts. Der Notruf kommt von einem Frachtschiff. An Bord sind viele Migranten, die in der Straße von Sizilien aufgenommen wurden. Zwanzig von ihnen haben Verbrennungen und sind sehr geschwächt. Unter diesen Bedingungen können sie die Reise nicht fortsetzen. Ein Patrouillenboot fährt los, um sie zu holen. Unterdessen mobilisieren wir die Rettungsfahrzeuge und die Hubschrauber, unseren und den von Pantelleria. Als das Patrouillenboot eintrifft, ist es bereits acht Uhr morgens. An Bord sind vor allem Frauen, befallen von dem, was wir die »Schlauchbootkrankheit« nennen.

In fünfundzwanzig Jahren Notfallmedizin sind mir derartige Verbrennungen noch nicht untergekommen. Sie treten auf, seitdem die EU sich an den Rettungsaktionen beteiligt, erst Mare Nostrum, dann Frontex. Je weiter draußen auf See die Rettungsaktionen stattfinden, umso schlechtere und marodere Boote setzen die Menschenhändler ein. Vor allem Schlauchboote, betrieben mit Benzin statt mit Diesel.

Die Bootsleute füllen die Tanks während der Reise nach, und unausweichlich läuft Treibstoff aus den Kanistern aus. Wie eine Schlange, die sich langsam voranwindet, breitet sich das Benzin aus und vermischt sich mit dem Salzwasser zu einer verheerenden Säure.

In den Schlauchbooten sitzen die Männer auf den Luftkammern, die Frauen hingegen sitzen mit den Kindern im Arm innen auf dem Boden. Die tödliche Mischung tränkt die Kleider. Und während sie die Körper der Frauen umspült und ihnen ein angenehmes und scheinbar wohltuendes Gefühl der

Wärme gibt, verätzt sie ihnen die Haut an den Füßen, den Beinen und am Gesäß. Sie zerfrisst jeden Zentimeter Gewebe und verursacht unheimlich tiefe Läsionen, furchtbare chemische Verbrennungen.

An der Mole die Katastrophe. Die erste Frau, die ich sehe, liegt auf einer Tragbahre. Sie ist in die gelbe Rettungsdecke gehüllt. Sie hat nicht die Kraft zum Aufstehen. Die zweite kann nur mühsam gehen, wobei sie sich auf mich und einen freiwilligen Helfer stützt, wir hieven sie in den Rettungswagen. Eine dritte Frau liegt in ein weißes Laken gehüllt auf dem Boden des Patrouillenboots. Sie wirkt wie ein schwarzer Engel. Ein Engel, der schrecklich leidet. Wir stützen sie, um sie auf die Mole zu heben. »Macht langsam«, ermahne ich die Helfer. »Passt auf, wie ihr sie anfasst.« Sie ist in einem erbarmungswürdigen Zustand, sie kann sich kaum rühren.

Vorsichtig lege ich ihren Arm um meinen Hals, und wir versuchen zu gehen, mit kleinen Schritten. Ich hebe das Laken etwas an. Ihr Gesäß ist nur noch rohes Fleisch, und trotzdem nimmt sie sich zusammen, erträgt die Qualen ohne einen Laut, aber ihr Gesicht ist schmerzverzerrt. So kommen sie eine nach der anderen an Land. Alle mit einer von der tödlichen Mischung gemarterten Haut.

Dann reicht mir eine freiwillige Helferin vom Patrouillenboot ein sehr kleines Mädchen herüber. Sie ist wunderschön. Zwei riesige schwarze Augen in einem sanften runden Gesicht. Sie ist verstört. Ich frage, wo die Mutter ist, keiner kann mir antworten. Ich übergebe die Kleine Elena, der interkulturellen Mediatorin, die auch diesmal bei mir ist. »Gib sie nicht her«, sage ich in mehr als bestimmtem Tonfall, »selbst wenn der Papst kommt. Behalte sie, bis ich komme.« Dann küsse ich die Kleine auf den Kopf und kümmere mich wieder um die Frauen.

Im Ambulatorium wird mit der Wundversorgung begonnen. Es ist eine Schreckensvision: schwarze Körper mit riesigen weißen Flecken. Wir salben und verbinden die Wunden. Unter der Gaze brennen die Verletzungen. Es ist furchtbar, den Schmerz dieser armen Frauen mitzuerleben. Der Geruch nach Benzin ist sehr stark.

Rings um mich ein Kommen und Gehen von Krankenpflegern, Ärzten, Assistenten, Sanitätern. Wie immer ist jeder Augenblick kostbar. Wir dürfen keine Zeit verlieren.

Nach der Wundversorgung übernehmen wieder die Sanitäter die Opfer des Killerbenzins, schnell schaffen sie sie im Rettungswagen zu den Hubschraubern, die startbereit auf dem Flugfeld warten.

Es gibt keine Worte, die Großzügigkeit und die Aufopferung derer zu beschreiben, die in unserer Einrichtung arbeiten. Wir sind ein Team, in dem die Rolle jedes Einzelnen unverzichtbar und wesentlich ist. Der Notfall ist die Normalität, ist der Alltag bei uns. In fünfundzwanzig Jahren haben wir an die dreihunderttausend Menschen untersucht, behandelt und verarztet.

Ich bekomme keine Luft vor Müdigkeit. Mir ist übel, ich habe ein Druckgefühl in der Brust. Ich kann nicht mehr. Ich könnte schreien. Du kannst dich noch so sehr bemühen, den Panzer zusammenzuhalten, der dir erlaubt weiterzumachen, deine Seele wird unweigerlich in Mitleidenschaft gezogen. Es ist, als wären wir im Krieg. Einem Krieg, den wir uns nicht ausgesucht haben und den wir mit ungleichen Waffen führen. Der uns jeden Tag Dutzende Verletzte beschert. Und wir können nichts anderes tun, als im Schützengraben auszuharren.

Als ich auch die letzte Frau versorgt habe, gehe ich zu Elena und der einzigen, außergewöhnlichen Überraschung, die dieser infernalische Morgen mir gebracht hat.

»Sie heißt Favour«, sagt meine Mitarbeiterin, »sie ist neun Monate alt und ist Nigerianerin. Ihr Name bedeutet ›Bevorzugte‹. Die Mutter war schwanger mit einem weiteren Kind und ist auf der Überfahrt gestorben. Um Favour hat sich eine der Reisegefährtinnen gekümmert. Sie erzählt, auf dem Schlauchboot waren sie hundertzwanzig.«

Ich versuche, mir die Szene vorzustellen: Eine verzweifelte Mutter, die weiß, dass sie jeden Moment sterben muss. Die keine Alternative hat, als ihr Kind in die Arme einer anderen Frau zu legen. Einer Frau, die sie nicht einmal kennt, einer Fremden, mit der sie nur diese Etappe der Reise gemeinsam hat und der sie im Begriff ist, das Kostbarste anzuvertrauen, was sie besitzt. In der Hoffnung, dass die Reisegefährtin ihre Kleine beschützen kann und dafür sorgt, dass wenigstens sie gerettet wird.

Ich halte all dies nicht für menschlich. Und doch geschieht es täglich, ständig, und wir bemerken es nur, wenn daraus eine »Meldung« wird – die wir dann schnell vergessen, um zu unserer Routine zurückzukehren.

Favour sieht mich mit ihren großen Augen an. Sie ist ein hinreißendes Geschöpf. Man hat sie gewaschen und ihr ein Kleidchen angezogen, das sie noch hübscher macht, wenn das möglich ist. Die Milch hat sie hinuntergestürzt. Sie war hungrig. Jetzt spielt sie mit einem Püppchen. Ich halte sie stundenlang im Arm. Es ist, als wäre sie seit jeher bei mir. Das Foto von uns beiden geht in wenigen Stunden um die Welt. Sie schaut in die Kamera, als ob sie das gewohnt wäre, sie posiert geradezu.

Ich bringe sie ins Aufnahmezentrum. Dort muss ich sie vorerst lassen. So will es das Gesetz. Aber ich kann mich nicht von ihr trennen. Ich habe einen Kloß im Hals.

Ich eile nach Hause zu Rita. Ich spreche mit ihr, und gleich darauf rufe ich meine Kinder an. Ich will das Sorgerecht für Favour beantragen. Rita ist ruhig, sie kennt meine Impulsivität. Diesmal sagt sie nicht nein wie im Fall von Anuar. Aber sie warnt mich: »Pietro, ich möchte nicht, dass du eine Enttäuschung erlebst. Sie werden uns das Mädchen nicht geben … Das Gericht wird entscheiden, wer das Sorgerecht bekommt.«

Ich gebe nicht auf. Ich rufe in der Präfektur an, im Ministerium. Alle, die ich kenne und mit denen ich in diesen langen Jahren zusammengearbeitet habe. Ich weiß, das ist vielleicht nicht ganz korrekt, aber dieses Mädchen ist mir ans Herz gewachsen, und ich weiß mit Sicherheit, dass es ihr bei uns gut ginge, sie würde die Fürsorge und die Aufmerksamkeit bekommen, die sie verdient.

Am nächsten Morgen kurz nach Sonnenaufgang kommt Cristina, die Sozialarbeiterin, und hilft mir, den Antrag zu formulieren, der beim Jugendgericht eingereicht werden muss. Ich hoffe, der Erste zu sein, der diesen Antrag stellt. Den ganzen Vormittag schaue ich ständig auf mein Handy in der Hoffnung auf einen Anruf von der Präfektur.

Aber wieder hat Rita recht. Der Anruf kommt nicht. Nicht wir werden uns um das Mädchen kümmern.

Unterdessen bereite ich die Überführung Favours nach Palermo vor. Ich bringe es nicht über mich, zum Flughafen zu fahren, und auch wenn ich weiß, dass es nicht recht ist, so zu denken, tut es mir weh, die Polizistin zu sehen, die sie auf der Reise begleiten wird und die sie lächelnd in die Arme schließt.

Aber wenigstens haben das Foto von uns beiden und das öffentliche Ansuchen um das Sorgerecht für Favour in kürzester Zeit zu einem Ergebnis geführt. Hunderte Familien in ganz Italien haben ihre Bereitschaft erklärt, sie aufzunehmen. Das wunderschöne Mädchen mit den großen schwarzen Augen musste nicht warten: Sie wurde denen anvertraut, die vielleicht ihre neuen Eltern werden. Ein Paar, das jahrelang vergeblich auf ein Kind gewartet hat, wobei es ihnen weder auf Hautfarbe, Geschlecht noch Alter ankam. Sie haben ein wunderbares Geschenk bekommen, sie wissen aber auch, dass sie Gefahr laufen, es wieder zu verlieren. Die Behörden müssen klären, ob Favour lebende Angehörige hat, und die bürokratischen Prozeduren, angefangen von denen in ihrem Herkunftsland, sind langwierig und kompliziert. Sie könnte Verwandte in Europa haben, zu denen ihre Mutter vielleicht gelangen wollte.

Nur wenn sich herausstellt, dass sie wirklich allein ist, kann sie adoptiert werden, in einer nationalen Adoption. Denn Favour ist »notwendig Italienerin«, wie der Präsident der Republik, Mattarella, in Lampedusa sagte.

Auch Sofii, die junge Frau, die sie gerettet hat, fragt von ihrem Krankenhausbett aus nach der Kleinen, während sie darum kämpft, von ihren tiefen Verbrennungen zu genesen. Sie möchte wissen, ob die Aufgabe, mit der Favours Mutter sie betraut hat, erfüllt wurde. Die Ärzte beruhigen sie: Das Mädchen ist jetzt in besten Händen.

Zwei Tage. So lang hat es gedauert, bis ich wieder in die Realität zurückfand. Achtundvierzig Stunden später wiederholte sich die Geschichte in noch dramatischerer Form.

Ein Hubschrauber landet in Lampedusa, an Bord ein Junge, auch er Überlebender eines Schiffbruchs, gerettet von einem spanischen Schiff. Sein Zustand ist jedoch zu kritisch, als dass er weitertransportiert werden könnte. Ich hole ihn am Hubschrauberlandeplatz ab. Er ist kein Neugeborenes: Er ist fünf Jahre alt und heißt Mustafa.

Es geht ihm sehr schlecht. So schlecht, dass sie ihm auf dem Schiff keine Infusion legen konnten, weil sie keine Vene fanden. Seine Körpertemperatur war auf siebenundzwanzig Grad abgesunken, und er schwebte in Gefahr, an Unterkühlung zu sterben. Deshalb mussten ihm die Sanitäter eine intraossäre Infusion legen. Das heißt, sie haben die Nadel direkt in den Schienbeinknochen eingeführt: eine sehr schmerzhafte Prozedur, vor allem für Kinder. Aber sie hatten keine andere Wahl. Das war die einzige Möglichkeit, ihn dem Tod zu entreißen.

Ich nehme Mustafa in den Arm und trage ihn zum Ambulatorium. In seinen Augen eine Mischung aus Resignation und Schrecken. Er ist terrorisiert. Auf dem Meer hat er seine Mutter und seine kleine Schwester verloren. Er hat sie sterben sehen. Im Unterschied zu Favour hat er alles verstanden. Er hat die geliebten Menschen in den Wellen untergehen und nicht wieder auftauchen sehen.

Wir versuchen, ihm eine angewärmte Infusion zu legen, um seine Körpertemperatur zu stabilisieren. Aber der erste Versuch schlägt fehl, wir treffen die Vene nicht. Dann hält er uns selbst den anderen Arm hin, als ob er uns helfen, uns den Weg weisen wollte. Er will den Albtraum einer in den Knochen eingeführten Nadel nicht noch einmal erleben.

Mustafa hat Hunger und bedeutet es uns durch Gesten. Er bildet mit seiner kleinen Hand eine Höhlung und führt sie an den Mund. Ich mache ihm eine heiße Schokolade mit Keksen. Ich helfe ihm, die Flüssigkeit in kleinen Schlucken zu trinken, und reiche ihm winzige Keksstückchen.

Er weint nicht, aber seine flehenden Augen sprechen für sich: »Helft mir.« Auch er ist ein sehr sanftes Kind. Elena gibt ihm ein Plüschkaninchen und sagt zu ihm: »Das ist das Kaninchen Bartolo. Es heißt Kaninchen Bartolo.« Er nimmt das Plüschtier, dreht es hin und her, dann wiederholt er: »Bartolo« und schenkt uns ein strahlendes Lächeln.

Trotz der Behandlung und trotz der Infusionen bleibt sein Zustand kritisch. Wir können ihn nicht in Lampedusa behalten. Wir müssen ihn verlegen. Also begleite ich ihn zum Hubschrauberlandeplatz. Mustafa ist erneut unterwegs, diesmal ins Kinderkrankenhaus Palermo.

Ich steige wieder ins Auto und fahre los, mache mich auf den üblichen Heimweg, aber ich fühle, dass ich eine Pause machen muss. Ich parke und laufe zu Fuß. Ich muss meine Angst abschütteln, meine Frustration, dieses Gefühl der Ohnmacht. Ich atme langsam, dann schaue ich aufs Meer. Heute ist es ruhig, friedlich. Keine Kräuselung. Es ist smaragdgrün.

Auf einem Felsen eine Gruppe von Jungen. Sie lachen, scherzen, wetteifern, wer den schönsten Sprung hinbekommt. Sie sind kräftig und gesund, die Haut schon gebräunt von der Frühlingssonne. Das ist die schönste Zeit für sie. Die Schule ist praktisch zu Ende, bald beginnen die Ferien.

In diesen Monaten wird die Insel zu einem einzigen großen Spielplatz für sie. Sie müssen nicht mehr eingemummelt in dicke Pullover und Jacken herumlaufen, um sich vor dem eisigen Wind zu schützen. Sie müssen nicht mehr Nachmittage zu Hause sitzen und lernen oder so tun, als würden sie lernen. Stattdessen können sie diese paradiesische Schönheit genießen. Von einer Bucht in die nächste ziehen, von verschiedenen Felsen ins Wasser springen. Einen Augenblick lang denke ich an die Zeit, als ich Kind war. Wie sehr ich auf die ersten warmen Sonnentage wartete, um mit meinen Freunden ans Meer zu gehen.

Das taten wir, auch wenn die Ferien noch nicht begonnen hatten. Wir kamen aus der Schule und liefen direkt ans Meer, wir zogen uns aus und sprangen von den Felsen, nur in Unterhosen. Nichts konnte uns abschrecken oder entmutigen. Und auch wenn wir wenig mehr als Kinder waren, machten unsere Eltern sich keine Sorgen. Wir konnten alle ausgezeichnet schwimmen. Und wie wir sprangen! Wir suchten uns die höchsten Felsen, schwebten durch die Luft und tauchten mit perfekten Körperbewegungen ins Wasser.

Einen Augenblick lang hat das Meer mir heitere Gelassenheit geschenkt. Dann musste ich jedoch wieder an Mustafa denken. An die Kindheit, die ihm verwehrt blieb. Und an die Tatsache, dass ich nicht einmal die Zeit gehabt hatte, ihn zu trösten.

Am nächsten Morgen gehe ich aus dem Haus, kaufe mir die Tageszeitungen und setze mich in der Bar an einen kleinen Tisch, um sie zu lesen. Sofort wird mir klar, dass ich zum Komplizen geworden bin. Komplize in einer vom äußeren Schein bestimmten Welt.

Tagelang war Favour der Star in allen Medien, von der Presse über das Fernsehen bis zu den Onlineportalen. Über Mustafa hingegen nur wenige Zeilen, nur die Mitteilung, dass ein weiteres Kind seine Eltern auf dem Meer verloren hat und ins Krankenhaus Palermo verlegt wurde. Als ich das las, hatte ich das Gefühl, wenn auch unbewusst, ein Werkzeug geworden zu sein in den Händen derer, die entscheiden, was zur Nachricht erhoben wird, zum Fall, zum Emblem oder Symbol. Und es zählte nicht, dass auch diesmal wieder ich derjenige gewesen war, der sich um Mustafa gekümmert hatte … Es gab kein einziges Foto von mir mit ihm auf dem Arm. Ihm wurde keine Bedeutung beigemessen, diesem Kind, das verstanden hatte, dass seine Mutter vom Meer verschluckt worden war.

Auch in diesem Fall erweist sich das Schicksal als zynisch und ungerecht. Und wer weiß, fragte ich mich, ob Mustafa gleich eine Familie findet, die bereit ist, ihn aufzunehmen, oder ob er gezwungen sein wird, Monate oder gar Jahre zu warten auf der Suche nach einem Vater und einer Mutter, die sich seiner annehmen.

In diesen Tagen war die Insel voller Journalisten. Einer von ihnen sah, dass ich bedrückt war, und fragte mich, was los sei. Wir redeten miteinander, ich erzählte ihm von den Gefühlen, die mich in diesem Moment bewegten, und er erwiderte, ohne mit der Wimper zu zucken: »Herr Doktor, wissen Sie, wie viele Kinder wie Mustafa oder Favour es gibt? Die ihre Eltern auf dem Meer verlieren oder sie schon in ihrem Heimatland verloren haben und in Waisenhäusern leben, gezwungen in Gebäuden Zuflucht zu suchen, die noch nicht durch Krieg und Verwüstung zerstört sind?«

Was er da sagte, war überaus sinnvoll. Ich erinnerte mich an eine Sendung mit dem Titel »Mediterraneo«, die ich im Dritten Programm der Rai gesehen hatte, eine der wenigen Sendungen, die solche Themen behandeln. Darin wurde von einem Waisenhaus in der Stadt Homs berichtet, einer kleinen, durch Bombardements verheerten syrischen Stadt, wo jeden Tag mindestens ein Kind aufgenommen wurde, einziger Überlebender seiner Familie. In dieser Sendung beeindruckte mich ein Mädchen, das trotz allem die Kraft fand, zu lachen und zu scherzen, das in die Kamera schaute, stolz darauf, Englisch zu beherrschen und in dieser fremden Sprache von eins bis zehn zählen zu können. Und mit ihr viele andere Kinder, mühsam versorgt von Helferinnen, die in Angst und Schrecken lebten vor dem mehr als wahrscheinlichen erneuten Bombenangriff.

Der Journalist neben mir redete weiter, aber ich hörte ihm nicht mehr zu. Dann nannte er eine Zahl: siebentausend, und ich war wieder ganz bei ihm. »Doktor, wissen Sie, wie viele Kinder dieses Jahr unbegleitet nach Italien gekommen sind? Siebentausend. Sie sind ohne Familie in ihren Herkunftsländern aufgebrochen oder haben die Angehörigen auf See sterben sehen.« Siebentausend. Enorm viele. Eine Zahl, die man sich nur schwer vorstellen und noch schwerer akzeptieren kann. Eine Zahl, auf die man aber immer wieder hinweisen muss. Das ist nicht wie das Abzählen nach der x-ten Bootslandung; daran sind wir gewöhnt, und wir achten schon kaum mehr darauf, wenn im Fernsehen die Bilder der Flüchtlinge gezeigt werden, die aus den Schiffen steigen, die sie gerettet haben. Siebentausend unbegleitete Kinder und Jugendliche, die auf der Überfahrt jeden Bezugspunkt in ihrem jungen Leben verloren haben.

Auf diese Zahl müssen wir eine Antwort finden.

Frauen unterwegs

Faduma, 37 Jahre alt, Somalierin, Jerusalem, 15, Eritreerin. Die Liste wird länger. Mein USB-Stick wird von Tag zu Tag voller, diesmal mit den Namen und Gesichtern von Frauen, erwachsen oder kaum mehr als Kinder. Mütter, Töchter, Ehefrauen. Namen und Geschichten, die ich aufzeichne und mit der Sorgfalt eines Archivars verwahre.

Das tue ich, weil ich nicht will, dass alles in Vergessenheit gerät. Weil ich, wenn ich diese dramatischen Geschichten erzähle, versuche, jeder den ihr gebührenden Platz zu geben. Keine soll vergessen werden. Das dient hoffentlich dazu, Verständnis dafür zu wecken, wovon wir reden. Es hilft mir zu verstehen, was sich in diesen Jahren geändert hat und welche Szenarien wir erwarten müssen.

Faduma und Jerusalem, zwei völlig unterschiedliche Geschichten, zwei Frauen, die aus verschiedenen Ländern kommen, getrieben von dem drängenden Bedürfnis, der Barbarei zu entfliehen.

Faduma wurde im Hubschrauber nach Lampedusa gebracht. Eines Nachmittags im Frühjahr 2016 erhielt ich einen Anruf vom Kommandanten eines Militärschiffs. Während einer Rettungsaktion hatten sie Flüchtlinge aufgenommen, darunter eine Frau, der es sehr schlecht ging. Sie hatte eine halbseitige Lähmung, und sie hatten den Verdacht, sie habe einen Schlaganfall erlitten. Ich bat den Kommandanten, sich zu beeilen, denn wenn ihre Vermutung stimmte, hätten wir so schnell wie möglich eingreifen müssen.

Dann fuhr ich zum Hubschrauberlandeplatz, und von dort

brachten wir Faduma ins Krankenhaus. Glücklicherweise lag kein Schlaganfall vor. Die Lähmung rührte von einer Episode her, die sich noch vor der Reise zugetragen hatte. Trotzdem ging es der Frau sehr schlecht, sie war sehr geschwächt, und das behinderte sie in ihrer Beweglichkeit.

Obwohl sie erst 37 Jahre alt war, wirkte sie wie eine alte Frau. Das Gesicht von der Krankheit verzerrt, ein plumper Körper. Hinter dieser Maske verbarg sich jedoch eine sehr schöne Frau, entstellt von physischen und psychischen Traumen.

Sie hatte die Reise allein auf sich genommen. Ich habe versucht nachzuhaken, und sie wehrte sich nicht. Ja, sie wollte reden, weil sie verzweifelt Hilfe brauchte.

Sie erzählte mir, sie habe sieben kleine Kinder. Nach der dritten Geburt habe sie den Schlaganfall erlitten, der die halbseitige Lähmung verursachte.

»Vor sechs Monaten«, sagte sie in einer distanzierten Art, die keine Gefühle erkennen ließ, als erzählte sie die Geschichte von jemand anderem, »sind die Milizionäre in das Haus in Mogadischu eingedrungen, wo ich mit meinem Mann, meiner Mutter und meinen Kindern lebte. Die Kinder waren terrorisiert. Wir alle waren terrorisiert. Wir wussten genau, zu welchen Grausamkeiten die Dschihadisten fähig sind. Sie brüllten herum, sie beschimpften und bedrohten uns. Mein Mann flehte sie an, die Kinder und uns Frauen in Ruhe zu lassen, sie sollten sich an ihn halten. Er fürchtete, sie könnten mich mitnehmen oder unsere Töchter entführen und zwingen, einen der Kämpfer zu heiraten, und sie zu einem Schicksal der Gewalt und der Unterdrückung verdammen. Wir saßen alle auf der Erde, den Kopf gebeugt, und starrten auf den Boden. Wir weinten, versuchten aber, nicht zu schreien, um eine wütende Reaktion der Milizionäre zu verhindern.

Mein Mann war kein Aktivist, kein Militär und auch in keiner Gruppierung engagiert, die der ihren entgegengesetzt ist. Er hat immer versucht, sich aus den Konflikten herauszuhalten. Er dachte nur an seine Arbeit und an uns, seine Familie.

Während er versuchte, diese Männer davon zu überzeugen, dass sie uns gehen ließen, packten sie ihn mit Gewalt, zwangen ihn, in der Mitte des Raums niederzuknien, und enthaupteten ihn. Sie haben ihm vor unseren Kindern den Kopf abgeschlagen. Viecher, wilde, blutrünstige Bestien. Ich habe den Kopf meines Mannes über den Boden rollen sehen.

Dann haben uns die Schlächter zufrieden und mit einem höhnischen Grinsen angeschaut, haben kehrtgemacht und sind durch die gleiche Tür hinausgegangen, durch die sie hereingekommen waren.«

Während ich ihr zuhörte, kam mir eine grauenhafte Szene aus dem Film *La masseria delle allodole* (*Das Haus der Lerchen*) der Brüder Taviani in den Sinn, der vom Völkermord an den Armeniern erzählt. Ich ermaß die zeitliche und räumliche Distanz zwischen den beiden Szenen, und ich sah, wie sie schwand und vollends zunichtewurde.

Faduma erzählte uns dann, dass sie bei sich zu Hause niemanden mehr habe, dass sie daher beschlossen habe, die Kinder ihrer Mutter anzuvertrauen, aufzubrechen und in Europa Arbeit zu suchen. Allein konnte sie nicht alle mitnehmen, aber sie konnte auch nicht in Somalia bleiben und verhungern. Sie bat mich, ihr zu helfen, eine Arbeit zu finden.

Aber welche Arbeit denn? Bei ihrem Gesundheitszustand wäre sie nicht einmal imstande gewesen, als Haushaltshilfe zu arbeiten. Die einzige Möglichkeit war, sie nach Somalia zurückzuschicken und sie mit den Mitteln einer Stiftung zu unterstützen und mit einer Fernadoption ihrer Kinder. Ich versprach ihr, nach einer solchen Möglichkeit zu suchen, und ich bin dabei, das zu tun.

Jerusalem ist fünfzehn Jahre alt. Sie ist wenige Tage nach Faduma nach Lampedusa gekommen. Ein wunderschönes eritreisches Mädchen, das sich schon als Frau fühlt, obwohl es noch die Züge und die Figur eines Mädchens hat. Während ich sie beobachte, denke ich daran, wie es war, als meine Töchter in ihrem Alter waren, ihre Unbeschwertheit und ihre graduelle Verwandlung in dem komplexen Übergang vom Mädchen zur jungen Frau.

Ihre Stimme unterbricht meine Gedankengänge. »Doktor, ich habe Angst, ich bin schwanger.«

Mein Gott, denke ich, noch ein vergewaltigtes Mädchen.

Ich setze mich mit der interkulturellen Mediatorin zu ihr, und Jerusalem beginnt zu reden. Sie erzählt, sie sei mit einer Gruppe von Männern und Frauen aus Eritrea geflohen, ohne einen einzigen Familienangehörigen, und nach einer langen Reise sei sie in Äthiopien in eins der vielen Sammellager gekommen.

»Ich habe 800 Euro für die Überfahrt bezahlt«, sagt sie uns. »Von Äthiopien wurden wir in den Sudan gebracht, wo wir zwei Monate blieben, dann hat man uns nach Libyen geschafft.«

»Warum glaubst du schwanger zu sein?«, frage ich sie. »Wurde dir Gewalt angetan? Hattest du einverständlichen Sex?«

»Nein, nein«, sagt sie rasch. »Keine Gewalt und keine sexuelle Beziehung.«

Sie sagt, sie habe seit vier Monaten keine Menstruationsblutung mehr, und setzt hinzu, während des Aufenthalts im Sammellager habe man ihr eine Spritze gegeben. Man erklärte ihr, die Maßnahme diene dazu, dass sie im Fall einer Vergewaltigung nicht schwanger werde. Jetzt verstehe ich. Man hat ihr eine Spritze gegeben, die tief in das hormonelle Gleichgewicht eingreift. Eine Art Zwangsverhütungsmittel, das eine vorgezogene Menopause bewirkt. Es ist ein Mittel mit vorübergehender Wirkung, aber es hinterlässt schwere Folgen, vor allem, wenn es bei sehr jungen Mädchen angewandt wird.

Jerusalem erklärt, das sei so üblich, und die Schlepper würden einen auch nicht dazu zwingen, sie geben nur denen die Spritze, die einverstanden sind. Ich hingegen glaube das nicht, denn es ist klar, wenn man die allein reisenden Frauen vorübergehend steril macht, erspart man denen, die sie in Europa dann zur Prostitution zwingen werden, unnütze Komplikationen.

Die Organisatoren des Menschenhandels wollen nichts mit unbequemen Neugeborenen zu tun haben, vor allem im Fall der Nigerianerinnen, die bestimmten Stammesritualen unterworfen werden, um sie dann auf die Straße zu zwingen. Sie erwarten, dass die künftigen Sklavinnen, die während der Reise nicht wissen, was sie erwartet, sogleich frei und für den Markt verfügbar sind.

Ich mache bei Jerusalem eine Ultraschalluntersuchung. Sie ist nicht schwanger. Sobald ich es ihr sage, jubelt sie vor Freude. Es ist klar, und nicht nur mir, dass sie gelogen hat. Sie hat uns nicht die Wahrheit gesagt. Dieser zierliche Körper ist vergewaltigt worden, wie der von Tausenden und Abertausenden unglücklicher Frauen.

Noch nachdenklicher stimmt es, dass die Zahl der vergewaltigten Frauen drastisch nach oben korrigiert werden muss, wenn man berücksichtigt, wie viele von ihnen der vorübergehenden Sterilisation unterzogen werden und über den Akt der Gewalt nicht sprechen.

Ich frage Jerusalem, warum sie von zu Hause geflohen ist.

»Weil man in Eritrea nicht mehr leben kann«, antwortet sie. »Ich will studieren und eine wichtige Person werden, dann hole ich meine Mutter und meine Geschwister zu mir.«

Ihre Worte haben mich sehr berührt. Ich hoffte und hoffe noch immer, dass sie nicht im Netzwerk der Prostitution endet. Und dass sie, da sie noch minderjährig ist, in einer Einrichtung Aufnahme findet, wo man ihr dazu verhilft, studieren und ihre Wünsche verwirklichen zu können.

3. Oktober 2013

2. Oktober 2013. Ein Monat ist vergangen seit meiner Erkrankung. Offiziell bin ich noch krankgeschrieben, aber wenige Tage nach meiner Rückkehr nach Hause habe ich mich schon wieder an die Arbeit gemacht. Ein Teil der Gesichtsmuskulatur ist noch steif, ein Bein macht nicht recht mit, und die Worte wollen mir nicht flüssig von den Lippen kommen. Trotz allem erhole ich mich aber gut.

Meine Mitarbeiter haben versucht, mich davon zu überzeugen, dass ich mich noch etwas schonen soll, aber sie wissen, dass das in den Wind gesprochen ist. Nur indem ich wieder ganz ins Getümmel eintauche, kann ich die Krankheit endgültig besiegen.

Nach meiner Rückkehr verbrachte ich die ersten Tage mit Nachdenken. Ich fuhr auf meiner herrlichen Insel herum. Ich musste den Geruch des Meeres wieder riechen, musste meine Augen an der Schönheit der Landschaft weiden. Eine paradiesische Schönheit, die sich einen Teil an Wildheit bewahrt und die auf der Welt nicht ihresgleichen hat. Ich fuhr mit dem Boot hinaus und ließ mich bezaubern von den Delfinen, die um mich herum im Wasser sprangen. Ich unterhielt mich ausführlich mit den Fischern, die jahrelang meine Lebens- und Arbeitsgefährten gewesen waren, mit denen ich Mühen und Opfer geteilt hatte. Mühen und Opfer, die mir auch dann nützten, als ich beruflich einen eigenen Weg einschlug und unsere Wege sich zum Teil trennten.

Lampedusa ist keine einfache Insel. Dieses Stückchen Erdkruste, das sich von Afrika gelöst hat und in Richtung Europa gedriftet ist, wie um eine Brücke zwischen den beiden Kontinenten zu schlagen. Mit einem Schicksal, das von einer bizarren Geologie vorgegeben ist und nicht nur über das Los des Bodens, sondern auch über das seiner Bewohner entscheidet.

Die Luft ist mild in dieser Oktobernacht. Vor kurzem hat es zwei große Bootslandungen gegeben. Viele Flüchtlinge, alles Syrer. Seitdem in dem Land, das einst reich und blühend war, der Krieg ausgebrochen ist, kommen immer mehr von ihnen. Hauptsächlich Familien.

Ihr Eintreffen hat uns vor ein nicht unerhebliches Problem gestellt. Bei den großen ethnischen und religiösen Unterschieden ist es recht schwierig, den Aufenthalt der Migranten im Aufnahmezentrum zu organisieren. Kinder und alleinstehende Frauen können nicht zusammen mit erwachsenen Männern oder Familienverbänden untergebracht werden. Das Problem ist ernst, man kann nicht so tun, als existiere es nicht.

Die zuletzt an Land gegangenen Syrer sind noch alle auf der Mole und warten auf die Entscheidung über ihre Unterbringung. Sie werden noch lang dort bleiben an diesem Tag, der der traurigste in der Geschichte Lampedusas werden wird.

Am 3. Oktober bekomme ich um 7.30 Uhr einen Anruf vom Hafenkapitän. »Herr Doktor, bitte kommen Sie sofort zur Mole. Es hat einen Schiffbruch gegeben, und da sind viele Tote.«

»Ich bin schon vor Ort«, antworte ich ihm. »Ich habe mich nie vom Fleck gerührt. Wir sind eben mit den beiden Landungen von heute Nacht fertig geworden. Ich erwarte Sie.«

Es vergeht eine Viertelstunde. Ein acht Meter langes Boot legt an der Mole an. Das von Vito Fiorino. Ich kenne Vito gut, er ist Fischer, und wenn er kann, organisiert er für Touristen

Ausflüge aufs Meer. In dieser Nacht waren acht Reisegäste auf seiner *Gamar*. Bei ihm ist Grazia. In der schönen Jahreszeit kommt sie oft nach Lampedusa, weil ihre Schwester hier ein Geschäft hat. Ich sehe von fern, dass sie weint. Sie ist erschüttert. Dieser Anblick wird das erste Symbol sein für diese immense Tragödie.

Sie und Vito waren zum nächtlichen Fischen zur Tabaccara hinausgefahren, einem bezaubernden Ort, wo man, wenn es dunkel ist, einen unvergleichlichen Sternenhimmel genießen kann. Gewöhnlich verbringen die Touristen die ganze Nacht auf dem Meer, übernachten auf dem Boot und kommen am nächsten Morgen in den Hafen zurück.

Auf der *Gamar* schlafen alle, als Grazias Gefährte in der Ferne Stimmen hört, die zunehmend lauter werden. Sie klingen wie Schreie. »Das werden Möwen sein«, versucht Grazia ihn zu beruhigen, »oder Touristen, die lauter sind als wir.« Der Mann aber beruhigt sich nicht und bittet Vito, in die Richtung zu fahren, aus der die Schreie kommen. Je mehr sie sich dem Punkt nähern, desto deutlicher und lauter werden sie. Und nach und nach breitet sich vor ihren Augen ein unfassliches Szenario aus. Das Meer ist voller Menschen, die um Hilfe schreien. Und voller lebloser Körper. Weit und breit keine Spur von einem Boot.

Es ist nicht klar, warum es ausgerechnet in der Hafeneinfahrt gesunken ist. Über fünfhundert Menschen in Panik, wenige Meter vom Ufer entfernt. Die einen versuchen zu schwimmen, die anderen sind augenblicklich untergegangen. Andere wiederum sind im Laderaum eingeklemmt und haben es nicht geschafft herauszukommen. Die Strömung hat die Überlebenden (und die Opfer) zur Isola dei conigli getrieben. Dort haben Vito und seine Gäste sie gefunden.

Auf der *Gamar* herrscht Chaos. Hände und Arme werden ausgestreckt, um so viele Schiffbrüchige wie möglich zu packen. Einer der Touristen springt mehrfach ins Wasser, um diesen Verzweifelten zu helfen, das Boot zu erreichen und sie an Bord zu hieven. Neunundvierzig bergen sie in drei Stunden. Mehr können sie allerdings nicht aufnehmen, sonst würden sie auch untergehen.

An der Mole kommen sie alle verschmiert von Diesel an. Einige verarzten wir gleich vor Ort, andere schicken wir in die Notaufnahme.

Grazia weint weiterhin ununterbrochen. »Das Meer ist voller Toter, voller Toter«, wiederholt sie, fassungslos vor dem, was sie gesehen hat.

Und wir begreifen, dass es sich um eine Katastrophe gigantischen Ausmaßes handelt.

Weitere Minuten verstreichen. Ein anderes Fischerboot kommt. Der Bootsführer, Raffaele, macht ein falsches Manöver und das Boot schlägt gegen die Mole. Wir helfen der Mannschaft, das Boot zu vertäuen, und gehen an Bord. Raffaele zittert. Ich habe ihn noch nie in einem solchen Zustand gesehen: Er ist ein erfahrener Seemann und hat schon oft sein Leben riskiert.

»Pietro, ein Leben lang fahre ich zur See«, sagt er verzweifelt zu mir, »aber so etwas habe ich noch nie erlebt.« Er hat zwanzig Überlebende bei sich. Allen geht es sehr schlecht. Im Unterschied zur *Gamar* hat sein Boot kein Trittbrett, das den Zugang erleichtert. Um die Überlebenden aus dem Wasser zu ziehen, hat er sich über die Reling gelehnt, sich von seinen Matrosen an den Beinen festhalten lassen und so Männer und Frauen an den Armen gepackt. »Viele sind mir entglitten, weil sie ganz von Diesel bedeckt waren. Es war, als wären sie eingefettet«, erzählt er und hört nicht auf zu zittern. »Die, die ich nicht halten konnte, fielen ins Wasser zurück und tauchten nicht wieder auf. Pietro, ich schwöre es dir, ich habe versucht, mehr zu retten, aber es ist mir nicht gelungen. Es ist schrecklich, es ist ganz einfach schrecklich.«

Auf die Netze hat Raffaele vier Leichen gelegt.

Ich untersuche sie einzeln. Drei sind seit ein paar Stunden tot. Die vierte ist ein sehr schönes Mädchen. Raffaele erzählt mir weiter, was er gesehen hat. Er kann nicht aufhören. »Pietro, es ist ein Meer von Toten«, und er bricht in Tränen aus. »Überall treiben Leichen. Die Lebenden klammerten sich an mich. Ich schwöre dir, es ist entsetzlich.«

Während er redet, fühle ich den Puls der jungen Frau. Im Unterschied zu den anderen ist bei ihr die Leichenstarre nicht eingetreten, aber das könnte lediglich bedeuten, dass sie erst vor kurzem gestorben ist. Doch dann glaube ich einen Pulsschlag zu fühlen. »Still«, sage ich zu Raffaele, »sei still.« Ich fühle genauer hin. Der Pulsschlag ist da. Fast unmerklich, aber er ist da. Noch ein Schlag. Sie ist nicht tot. Ich nehme sie auf den Arm, und mit einer übermenschlichen Anstrengung hievt Raffaele uns alle beide auf die Mole, obwohl die Reling sehr hoch ist. Wir müssen sehr schnell sein.

Im Laufschritt bringen wir das Mädchen ins Ambulatorium, und die folgenden zwanzig Minuten sind ein Delirium. Wir ziehen sie aus. Der eine intubiert sie, der andere saugt ihr das Salzwasser und den Diesel ab, die sie im Mund und in der Lunge hat. Der Anästhesist und ich massieren sie pausenlos. Drücken, beatmen, drücken, beatmen. Ein Wiederbelebungsversuch nach dem anderen. Anscheinend haben wir unvorstellbare Mengen Adrenalin im Leib. Nach zwanzig endlosen Minuten das erste Zeichen auf dem Monitor: Ihr Herz beginnt wieder zu schlagen. Erst ganz schwach, dann immer regelmäßiger. Es ist ein Wunder. Wir jubeln unter Freudentränen.

Kebrat, so heißt sie, ist gerettet. Wir fahren sie mit dem Rettungswagen zum Flughafen, von wo ein Hubschrauber sie nach Palermo bringen wird.

Ich habe soeben die stärkste Gefühlsregung meiner fünfundzwanzig Jahre Notfallmedizin durchlebt, aber es ist keine Zeit zu feiern.

Unterdessen sind sämtliche Boote der auf der Insel stationierten Ordnungskräfte auf dem Meer. Jeder Mann und jedes zur Verfügung stehende Verkehrsmittel ist jetzt am Ort des Unglücks. Ich kehre zurück auf die Mole, bereit, neue Gerettete aufzunehmen. Doch es werden nur Tote gebracht. In wenigen Stunden zählen wir hundertelf.

Auf der Mole Favaloro liegt eine lange Reihe von grünen und schwarzen Säcken.

Ich gehe um den ersten Sack herum. Ich öffne ihn. Darin liegt ein Junge. Er ist wunderschön. Er trägt eine rote Hose. So gut angezogen, hat er sich bereit gemacht, sein neues Leben zu beginnen. Die Militärs des Patrouillenbootes der Küstenwache aber haben ihn tot geborgen. Er trieb umgeben von acht Leichen. Man hat ihn mit einer Art Fanghaken herausgeholt, der gewöhnlich dazu dient, andere Boote heranzuziehen oder Gegenstände aus dem Meer zu fischen, und mit dem man heute nur Leichen birgt.

Ein so hübsches Kind, dass es lebendig scheint. Ich schüttle ihn, um ihn aufzuwecken. Ich fühle ihm den Puls. Doch diesmal geschieht kein Wunder.

Ich beginne mit der Leichenschau. Ich öffne die Säcke einen

nach dem anderen. Mindestens zwanzig dieser Unglücklichen haben ein Kettchen mit einem Kreuzanhänger im Mund. Zwischen den Zähnen. Als ob es ihre letzte Tat vor dem Sterben gewesen wäre, sich Gott zu empfehlen. Von da an werde ich oft von diesen Lippen träumen, die das Kreuz umschließen.

In einem Sack ist eine Frau, die soeben niedergekommen ist. Das Kind ist noch durch die Nabelschnur mit ihr verbunden. Wir werden sie und ihr Kind in einem Sarg begraben. Und zusammen mit ihnen einen Plüschbären.

Särge. Woher nehmen wir so viele Särge? Und wohin tun wir sie dann? Mit mir auf der Mole ist der Bürgermeister von Lampedusa, Giusy Nicolini. Wir lassen Kühlwagen kommen. Und noch mehr Särge. Wir bringen sie alle im alten Flughafengebäude unter und im Hangar des Flughafens. Wir haben keine andere Wahl.

Fünfzehn Tage und fünfzehn Nächte. Immer in demselben unablässigen Rhythmus.

Die Patrouillenboote sammeln die Leichen ein. Die Taucher suchen den Meeresboden ab, bergen aus dem Wrack die leblosen Männer, Frauen und Kinder. Und wir entnehmen, erst auf der Mole und dann im Hangar, unentwegt Gewebeproben und Knochensplitter. Um dreihundertachtundsechzig Unglücksopfern einen Namen zu geben. Zusammen mit den Beamten der Spurensicherung, die uns helfen, sie in die Särge zu betten. Und mit den Gerichtsmedizinern, die zu unserer Unterstützung geschickt wurden. Sie halten diese schwierige Situation nicht aus, die selbst für uns, die wir auch bisher schon sehr viel Leid begegnet sind, schwer zu ertragen ist.

In diesen Tagen kamen auch Psychologen nach Lampedusa. Um die Überlebenden des Schiffbruchs und die in der Hilfe Tätigen zu unterstützen. Angefangen bei den Tauchern, die

die schlimmsten Traumen erleben. Es ist nicht leicht, sich mit den im Wrack eingeklemmten Leichen zu konfrontieren, mit den leblosen Gesichtern von kleinen Jungen und Mädchen.

Auch ich würde psychologische Unterstützung brauchen, aber das ist in meinem Fall nicht vorgesehen. Ich fühle mich schrecklich einsam und voller Angst, aber ich darf mich nicht von Trostlosigkeit übermannen lassen. Es ist noch so viel zu tun, zu viel.

Die dreihundertachtundsechzig Säcke im Hangar nebeneinander liegen zu sehen war niederschmetternd gewesen. Sie in die Särge zu legen und diese zu verschließen, noch mehr. Wenige Tage später trafen der Bürgermeister und ich zusammen mit dem Pfarrer eine keineswegs selbstverständliche Entscheidung. Wir schickten ein paar Busse ins Aufnahmezentrum, um die Überlebenden abzuholen, damit sie Gelegenheit hätten, sich von ihren Angehörigen und Freunden zu verabschieden. Kaum waren sie angekommen, brachen sie in leises Weinen aus. Alle schluchzten vor einem Sarg, egal, wer darin war. Dann schrie jemand vor Verzweiflung auf. Im Nu griff es um sich: Auf diesem riesigen Friedhof erschallte laut der Widerhall der Tragödie.

Der Schmerz brach sich mit aller Macht Bahn. Es war eine vernichtende Welle. Da begriffen wir plötzlich, dass wir alle wochenlang mit angehaltenem Atem gelebt hatten, wie in der Schwebe. Als wären wir in eine virtuelle Welt projiziert worden, die hingegen mehr als real war. Plötzlich wurden wir uns dessen bewusst.

Wir öffneten die Tore des Hangars und ließen die Überlebenden hinaus. Vielleicht hatten wir einen Fehler gemacht: Sie waren nicht bereit, sich mit einem so gewaltigen und brutalen Bild zu konfrontieren, das ihnen nicht nur das grausame

Ende ihrer Gefährten vorführte, sondern auch die Grausamkeit ihres Hoffnungstraums.

Schmerz und Leid kehrten auch an den folgenden Tagen mit großer Wucht wieder. Auf dem Friedhof, wo viele Lampedusaner beschlossen hatten, die Opfer dieser immensen Katastrophe in den Grabstätten oder Gräbern ihrer Lieben aufzunehmen. Und am Hafen, wo Mütter, Väter, Schwestern und Brüder sich über Särge warfen, um die Kräne aufzuhalten, die sie auf das Schiff nach Porto Empedocle verluden.

Und dann Angehörige, angereist aus ganz Europa, die darum flehten, wenigstens ein Foto neben die Nummer legen zu können, die den Sarg ihrer Angehörigen kennzeichnete.

In diesen Tagen musste Lampedusa all seine Kräfte aufbieten, um einem nie dagewesenen Notfall zu begegnen. Die ganze Insel reagierte mit einem wahren Marathonlauf der Solidarität. Viele Familien öffneten ihre Häuser, um die Überlebenden bei sich aufzunehmen und sich um sie zu kümmern, aber wir hatten auch zu kämpfen mit einer Bürokratie, die keine schnellen Antworten geben konnte. Im Rathaus und im Ambulatorium waren ständig mein Geschrei und das des Bürgermeisters zu hören. Wir verlangten Beachtung und konkrete Hilfe.

Monatelang konnten wir an nichts anderes denken. Uns war bewusst: Der 3. Oktober hatte unsere Geschichte für immer verändert.

Im folgenden Jahr wurde der Jahrestag des Unglücks begangen, nicht ohne Polemik und Protestaktionen. Es war ein sehr bewegender Moment, als am Flughafen viele Überlebende eintrafen, die in verschiedenen europäischen Ländern Freunde und Verwandte erreicht hatten. Sie wurden erwartet von jenen Lampedusanern, die sie aufgenommen und unterstützt hatten. Umarmungen, Tränen: Es war ein bewegender und befreiender Moment.

Jedoch nicht für alle.

In einem Winkel des Flughafens war auch ich. Die Schiebetür in der Ankunftshalle öffnete und schloss sich ständig. Ich sah die Passagiere auf diejenigen zulaufen, die sich ihrer, wenn auch nur kurz, angenommen hatten, unmittelbar nach dem Schiffbruch.

Bei jedem Öffnen der Tür schwand meine Hoffnung. Als auch der letzte Überlebende die Schwelle des Flughafens überschritt, begriff ich, dass mein Wunsch sich nicht erfüllt hatte: Kebrat war nicht gekommen. Ich würde sie nicht in die Arme schließen können, dieses herrliche Geschöpf, das wir dem Tod entrissen hatten. Vielleicht hatte sie nicht den Mut gehabt, den grausamen Schmerz, den sie erlitten hatte, wiederzubeleben. Sie hatte es vorgezogen, in Schweden zu bleiben.

Traurigkeit überkam mich. Ich bahnte mir meinen Weg zwischen den Dutzenden Kamerateams und Mikrofonen, die in Scharen angerückt waren, und ging allein nach Haus.

Kinder desselben Meeres

Ein Steuerrad. Das ist alles, was mir von der *Kennedy* bleibt, dem Fischerboot, das vierzig Jahre lang den Lebensunterhalt meiner Familie sicherte. Mein Vater kümmerte sich bis zum Ende seiner Tage darum. Der Krebs hatte ihn schon fest im Griff, als er beschloss, das Boot auf den neuesten Stand bringen zu lassen. Er ließ die *Kennedy* überholen, montierte die elektronischen Geräte an Bord und baute eine sehr große Steuerkabine.

Das Boot war sein Zuhause. Der Ort, an dem er Tage der Windstille und des Sturms, Nächte der Angst und des Sinnierens verbracht hatte. Das war seine Welt, die er niemals aufgeben würde. Die Frucht großer Opfer, sein Triumph. Es war sein Ein und Alles.

Als er starb, waren wir gezwungen, es zu verkaufen, und als die Fischer aus Anzio, die es erworben hatten, nach Lampedusa kamen, um es abzuholen, stand ich auf der Mole und weinte wie ein Kind.

Auf der *Kennedy* habe ich gelernt, Matrose zu sein, Fischer zu sein, mich »abzuhärten«. Ich habe echte Mühsal kennengelernt, Entsagung. Ich habe dort die schönsten Momente mit meinem Vater verlebt, der wollte, dass ich stark und furchtlos sein solle, und die schlimmsten, als ich riskierte, ums Leben zu kommen. Ich habe den Hunger kennengelernt und die Freude über einen reichen Fischfang.

Vor allem aber habe ich auf der *Kennedy* gelernt, das Meer zu lieben, ohne kann ich nicht auskommen, ich brauche es aus tiefstem Inneren. Ein Meer, das Leben ist, nicht Tod.

Auch für meinen Vater war das Meer alles. Als die Krankheit die Oberhand gewann, fuhr er nicht länger auf der *Kennedy*, sondern auf unserer alten *Pilacchiera*, demselben Boot, auf dem ich als Junge die Touristen herumführte oder die Passagiere vom Schiff abholte, wenn es im Hafen nicht anlegen konnte. Es war dann an mir, die *Pilacchiera* aus dem Verkehr zu ziehen und beim Hafenamt abzumelden, und bei der Streichung aus dem Schiffsregister stellte ich fest, dass sie hundertzwei Jahre alt war und dass mein Urgroßvater sie *Gaetanino* getauft hatte. Auch dieses Boot hatte mehrere Generationen Bartolo gesehen.

In den letzten Monaten seines Lebens bat mein Vater mich oft, ihn zur Mole zu begleiten und ihm zu helfen, an Bord zu gehen. Allein schaffte er es nicht mehr. Er wollte jedoch nicht, dass ich mit ihm hinausfuhr, und ich hätte auch gar nicht gekonnt, ich musste im Ambulatorium arbeiten.

Er kam stets mit einer *Pilacchiera* voller Fische zurück. Viele kritisierten ihn wegen seines Starrsinns, und auch ich fragte ihn, warum er darauf beharre hinauszufahren, obwohl er doch schon fast keine Kraft mehr hatte. »Das ist die einzige Waffe, die ich habe, um das Ungeheuer zu bekämpfen, das mich auffrisst«, antwortete er mir. »Weil das mein Leben ist.«

Da half ich ihm, seine Fracht auszuladen. Immer war sein Gesicht weiß von Salz. Die Wasserspritzer, die er abbekam, trockneten unter der sengenden Sonne, und so blieb auf dem Gesicht eine weiße Patina zurück, eine Art Maske, die aber nicht dazu diente, zu verstecken, sondern zu offenbaren. Die Authentizität des Seins zu offenbaren, jede mögliche Verfälschung beiseitezuwischen.

Dieselbe Maske, die ich auf den schwarzen Gesichtern der Verzweifelten sehe, die tagelang auf dem Meer, einem Spiel der Wellen, getrieben sind. Jedes Mal, wenn ich diese Masken sehe, denke ich an ihn. Kinder desselben Meeres.

Müde kam Papa zurück, erschöpft, aber nie resigniert. Die Schmerzen waren immer stärker geworden, und manchmal liefen ihm die Tränen übers Gesicht und lösten das Salz auf, das die Sonne auf seiner Haut festgebrannt hatte. Es waren Tränen aus Salz.

Eines Tages bat er mich dann nicht mehr, ihn zur Mole zu begleiten. Der Krebs hatte gesiegt. Eines Morgens ließ er mich rufen. »Pietro«, sagte er mit schwacher Stimme, »eine letzte Bitte habe ich an dich. Lass einen Blumenkranz binden und wirf ihn ins Meer.« Dann küsste er mich und schloss die Augen für immer.

Am Tag seiner Beerdigung ging ich zum Blumenhändler und ließ einen wunderschönen Kranz binden. Auf der Schleife wenige Worte, schlicht: »Für dich, Papa.«

Ich bestieg die *Pilacchiera*, lud den Kranz auf und startete den Motor. Ich fuhr weit hinaus, bis aufs offene Meer. Ich nahm den Kranz und warf ihn ins Wasser. Der Wunsch meines Vaters war erfüllt.

Danksagung

Die Idee, von fünfundzwanzig Jahren Leben und Arbeit zu erzählen, ist hervorgegangen aus einem Interview, das Lidia Tilotta im Ambulatorium in Lampedusa mit mir führte; eine weitere Anregung kam von den Fotos, mit denen Nino Randazzo als Erster die Tragödie vom 3. Oktober 2013 festhielt.

Angesichts dieser Aufnahmen begann eine Erzählung, die bis heute anhält und die Gianfranco Rosi mit seinem wunderbaren Film *Fuocoammare* weithin bekannt gemacht hat. Rosi gilt denn auch an erster Stelle mein Dank.

Einen besonderen Dank möchte ich den Ordnungskräften aussprechen, mit denen ich seit fünfundzwanzig Jahren zusammenarbeite: Hafenamt-Küstenwache, Finanzpolizei, Polizei, Carabinieri, Feuerwehr. Diesen Männern, die ich die Engel des Meeres genannt habe und die mit ihrem Mut, ihrem Einsatz und ihrer Menschlichkeit jeden Tag, bei Meeresstille oder Sturm, das Leben von Männern, Frauen und Kindern retten oder in die Tiefe tauchen, um die Toten zu bergen.

Ich möchte all meinen Kollegen und Mitarbeitern im Ambulatorium danken, die mir beistehen und helfen und mich tagtäglich ertragen; allen freiwilligen Helfern, die mit mir auf der Mole Favaloro sind, um diejenigen in Empfang zu nehmen, die übers Meer kommen; den interkulturellen Mediatoren. Und ich möchte den Lampedusanern danken, sie sind gastfreundliche und großzügige Menschen.

Dank an Paola Masella, sie weiß, warum.

Dank auch meiner Familie: Rita, der Gefährtin meines Lebens, meinen Kindern Grazia, Rosanna und Giacomo, die mich in meinen Entscheidungen und meinem Einsatz unterstützen und bestärken.

Mein Dank gilt auch dem Gesundheitsamt der Provinz Palermo, dem ich unterstellt bin und das mich nach Möglichkeit mit Material und Einsatzkräften unterstützt.

Schließlich möchte ich meinem lieben Freund Don Mimmo danken, der im Stillen wirkt.

Pietro Bartolo

Mein Dank gilt in erster Linie Pietro Bartolo dafür, dass er seine Erzählung mir anvertraut hat. Dass er mir die Erinnerungen eines Lebens übergeben hat. Sie zusammenzutragen und aufzuschreiben, war sehr schwierig. Tage- und nächtelange Gespräche. Jede Geschichte, jede Anekdote getragen von einer Stimme, der seinen, getragen von einer nie nachlassenden Gefühlsspannung. Ein starkes und wahrhaftiges Zeugnis. Alles noch einmal durchzugehen, mit ihm und mit Rita, die seit jeher an seiner Seite ist, war nicht leicht.

Sodann geht mein Dank an unsere Lektorin Nicoletta Lazzari. Sie hat mich bei der Hand genommen und geführt, Schritt für Schritt, auf einem mühsamen Weg mit vielen zu überwindenden Hindernissen, und sie ist dabei weit über ihre gesteckte Aufgabe hinausgegangen.

Ich möchte meiner ganzen »großen, großen Familie« danken, die mich in diesen Monaten unterstützt, angeregt und ermutigt hat. Meinem Lebensgefährten Salvo, meinem Sohn Giuseppe, sie sind mein kritisches Gewissen. Ich danke meinem zweiten Vater, meinem Bruder Nino. Meiner Schwester Carmela und meiner Freundin Silvana, die mir am Anfang dieses Weges »beigestanden« haben, sie wissen, wie.

Dank schulde ich auch meinem Unternehmen, der Rai, und meiner Sendung Tgr, die mir erlaubt haben, in all diesen Jahren von beiden Ufern des Mittelmeers zu berichten, die Geschichten derer aufzuzeichnen, die gezwungen sind, vor Krieg, Diktatur und Elend zu fliehen. Und sie haben mir erlaubt, einen so außergewöhnlichen Menschen wie Pietro Bartolo kennenzulernen.

Ich danke Ezio Bosso. Seine Musik ist der Soundtrack zu diesen Seiten.

Dieses Buch will nichts weiter sein als ein Zeugnis. In Schwarzweiß, ungeschminkt und ohne Beschönigung. Das war nicht einfach.

Lidia Tilotta

Zitatnachweis

Das Zitat von Elie Wiesel auf Seite 80 ist folgender Ausgabe entnommen: Elie Wiesel: *Die Nacht. Erinnerung und Zeugnis*. Freiburg i. Br.: Herder, 2013, S. 56.

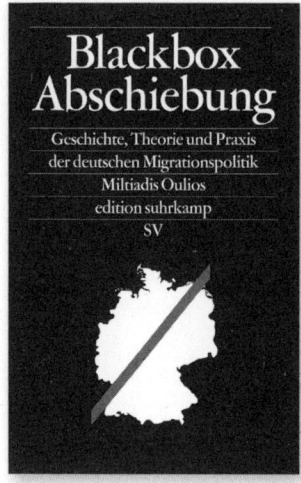

Miltiadis Oulios
Blackbox Abschiebung –
Geschichte, Theorie und Praxis
der deutschen Migrations-
politik
512 Seiten
ISBN 978-3-518-07253-0
Auch als eBook erhältlich

Noch im Juli 2015 erklärte Angela Merkel einer jungen Palästinen-
serin, manche Flüchtlinge müssten »auch wieder zurückgehen«.
Der Satz erinnert daran, dass die »Willkommenskultur« nur eine
Seite der Medaille ist. Die andere, das Wegschicken und Auswei-
sen, findet meist im Verborgenen statt. Miltiadis Oulios bringt
Licht in die »Blackbox Abschiebung«. Er skizziert die Geschichte der deutschen Asylpolitik und zeigt anhand der Lebensläufe
von Abgeschobenen, welch brutale Konsequenzen solche Maß-
nahmen haben. In einer Welt der Flüchtlingsströme und der oft
auch erwünschten Mobilität plädiert er für eine kosmopolitische
Haltung und die Schaffung legaler Migrationsmöglichkeiten.
Abschiebung, so der Autor, könne die Beantwortung brennen-
der Fragen der Gegenwart nur aufschieben – lösen werde sie sie
nicht.

edition suhrkamp

Weitere Informationen erhalten Sie unter www.suhrkamp.de
oder in Ihrer Buchhandlung.

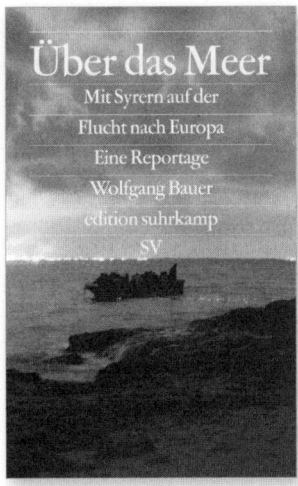

Wolfgang Bauer
Über das Meer – Mit Syrern auf der Flucht nach Europa
Eine Reportage. Mit Fotos von
Stanislav Krupar
133 Seiten
ISBN 978-3-518-06724-6
Auch als eBook erhältlich

Vor unseren Augen spielt sich eine doppelte humanitäre Katastrophe ab: Der syrische Bürgerkrieg fordert nach wie vor zahllose Menschenleben. Millionen Syrer sind auf der Flucht. Einige von ihnen wagen von Ägypten aus die Überfahrt nach Europa. Dabei sterben Jahr für Jahr Hunderte Menschen, das Mittelmeer ist damit die gefährlichste Seegrenze der Welt.

Der *Zeit*-Reporter Wolfgang Bauer hat syrische Flüchtlinge begleitet. In ihren Verstecken in Ägypten, im Boot, auf den Straßen Europas. Er schildert die Schicksale, die sich hinter den abstrakten Zahlen verbergen, und die dramatischen Umstände der Flucht. Ein authentisches Dokument und zugleich ein leidenschaftlicher Appell für eine humanitärere Flüchtlingspolitik.

> »›Habt Erbarmen‹, lauten die letzten Worte des Buches.
> Mehr muss nicht gesagt werden. Wolfgang Bauers
> eindrucksvolle, schonungslose Schilderung
> der Flüchtlingsschicksale spricht für sich.«
>
> Berthold Merkle, Der Tagesspiegel

edition suhrkamp